中医药科普知识丛书

中医谈养肺护肺

湖南省中医药管理局　组织编写

主　编　伍世葵
副主编　曾　湘　明　亮

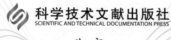

科学技术文献出版社
SCIENTIFIC AND TECHNICAL DOCUMENTATION PRESS

·北京·

图书在版编目（CIP）数据

中医谈养肺护肺 / 伍世葵主编；湖南省中医药管理局组织编写. —北京：科学技术文献出版社，2021. 12

（中医药科普知识丛书）

ISBN 978-7-5189-8570-8

Ⅰ. ①中… Ⅱ. ①伍… ②湖… Ⅲ. ①补肺—养生（中医） Ⅳ. ① R256.1

中国版本图书馆 CIP 数据核字（2021）第 224860 号

中医谈养肺护肺

策划编辑：张宪安 薛士滨 责任编辑：吕海茹 张雪峰 责任校对：文 浩 责任出版：张志平

出 版 者	科学技术文献出版社	
地 址	北京市复兴路15号　邮编　100038	
编 务 部	（010）58882938，58882087（传真）	
发 行 部	（010）58882868，58882870（传真）	
邮 购 部	（010）58882873	
官 方 网 址	www.stdp.com.cn	
发 行 者	科学技术文献出版社发行　全国各地新华书店经销	
印 刷 者	长沙鸿发印务实业有限公司	
版 次	2021 年 12 月第 1 版　2021 年 12 月第 1 次印刷	
开 本	850×1168　1/32	
字 数	147千	
印 张	8.25	
书 号	ISBN 978-7-5189-8570-8	
定 价	49.80元	

《中医药科普知识丛书》编委会名单

编委会主任	郭子华	湖南省中医药管理局
编委会副主任	曾　清	湖南省中医药管理局
	肖文明	湖南省中医药管理局
	唐建明	湖南省人民医院
	陈新宇	湖南中医药大学第一附属医院
	杨声辉	湖南中医药大学第二附属医院
	苏新平	湖南省中医药研究院附属医院
	段云峰	湖南中医药高等专科学校附属第一医院
编　　　委	龙　飞	湖南省中医药管理局
	蔡宏坤	湖南省中医药管理局
	刘　军	湖南省中医药管理局
	黄　睿	湖南省中医药管理局
	王颖异	湖南省中医药管理局
	尹胜利	湖南省中医药管理局
	罗慧婷	湖南省中医药管理局

中医药科普知识丛书

《中医谈养肺护肺》作者名单

主　编　伍世葵

副主编　曾　湘　明　亮

作　者（按姓氏笔画排序）

王　克　尹　格　龙　琴　冯　军　匡　蓓

朱湘亮　伍世葵　刘浩雷　陈　权　陈　畅

陈彬月　明　亮　侯　燕　姜淑梅　高　辉

曹伟云　焦海禄　曾　湘　廖周旭

序　言

　　中医药是我国人民在长期的生产、生活实践中与疾病做斗争所积累起来的经验总结，既是防病治病的医学科学，更是我国宝贵的文化遗产。中医药学是中华文明的一个瑰宝，凝聚着中国人民和中华民族的博大智慧。沧桑几千年，从古至今，中医学形成了独特的生命观、自然观、健康观、疾病观、治疗观，包含着中华民族几千年的健康养生理念及其实践经验，不但护佑着中华民族繁衍生息，而且在当今时代焕发出越来越旺盛的生命力。

　　中医药根植于中国传统文化的沃土，通过历代医家们的不断观察总结，创新发展，形成了我国独特的卫生资源和原创的医学科学，既在疾病诊疗上疗效显著，又在养生保健方面经验丰富。如中医学四大经典著作之首的《黄帝内经》一书中提出的"法于阴阳，和于术数，食饮有节，起居有常"仍是我们今天强身健体、延年益寿的基本原则。中医倡导的"治未病"理论和方法，更是在疾病预防方面具有重大指导意义和实用价值，能在实施健康中国战略中发挥重要作用。

　　当今社会，健康问题已经成为世界各国关注的热点、重点。以习近平同志为核心的党中央高度重视维护人民健康，党的十九大将"实施健康中国战略"提升到国家整体战略层面统筹谋划。中国特色社会主义新时代社会主要矛盾已经转化为人民日益增长的美好生活需要和不平衡不充分的发展之间的矛盾，人民对美好生活的需要就包含对健康生活的需要，没有健康就没有美好生活，健康乃人民幸福之源和根基所在！然而目前我国慢性病高发、新发、再发，传染病时有流行，伤害发生率仍维持在较高水平。民众对健康知识普及率偏低，不健康的生活方式仍较常见。因此健康教育变得格外重要，健康科普势在必行。

中医药来源于民间、民众，深受群众的欢迎和喜爱，向大众传播中医药健康理念和知识，有助于引导群众树立正确的健康观，养成良好的生活方式，从而远离疾病、强身健体，提高生活品质和生命质量。有鉴于此，我局特组织湖南中医药大学第一附属医院、湖南中医药大学第二附属医院、湖南省中医研究院附属医院、湖南中医药高等专科学校附属第一医院、湖南省人民医院等知名中医专家精心编写了这套中医药科普知识丛书，全书作者以自己深厚的专业素养，深入浅出、通俗易懂地阐述了怎样爱眼护眼、养肝护肝、养肤护肤、养心护心、养肺护肺、养骨柔筋，怎样简效急救，如何预防癌症等。全书融科学性、权威性、实用性、通俗性和可读性于一体，看得懂、学得会、用得上，是家庭和个人增强健康意识，加强自我保健的良师益友。

健康出幸福，疾病生痛苦！养生保健、强身健体、科学防病，重在实践，贵在坚持。世上本无长生药，人间自有延

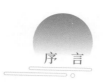

年方！希望这套中医药科普知识丛书，能为广大人民群众的
身心健康、幸福生活尽绵薄之力。

湖南省中医药管理局局长

于长沙

前　言

　　肺是人体非常重要的脏器，也是发病率非常高的脏器。一方面，肺与大气相通，虽然有各种防御屏障，但是各种致病性微生物仍然最易侵犯肺部，导致各种肺部感染性疾病发生，如目前肆虐全球的新型冠状病毒性肺炎；另一方面，烟草的盛行、大气环境的污染，使肺部肿瘤的发病率仍居高不下，严重影响人类的生命周期与生存质量。另外，各种疾病极易累及肺脏，如血管炎与风湿免疫疾病就常常导致间质性肺炎。一旦脆弱的肺脏生病，呼吸功能下降，常因此而丧失生活自理能力，甚至危及生命。

　　千百年来，中国劳动人民经过长期与疾病的斗争，积累了丰富的医学经验，创立了独树一帜的中医药学，取得了防病治病的辉煌成绩，对肺系疾病的诊治更是有其独特的方法和优势，尤其在养肺护肺方面成绩斐然。中医药学从多个角度来认识肺系疾病病因，如外感、内伤、饮食、劳逸、疫病等，总结了肺系疾病的各种病机特点，如外邪犯肺、实邪壅肺、瘀血阻肺、久病伤正等，并有发汗解表、通腑泄热、温药和之、辛寒清气、温补肺胃、补肺益肾等治疗大法，还提出了外治与内服并重，护肺还需养肺的观点，均非常切合实际，体现中医防治肺系疾病的高水平。

　　有鉴于此，我们组织长期从事肺系疾病的临床中医药专家及护理专家编写此书。全书分为"中医眼中的肺""肺部疾病的症状表现""肺部疾病的中医治疗""肺部疾病的调摄与养肺""肺的四季养生"共五章。本书涵盖了中医肺系生理、病理、临床表现、治疗方法及肺脏的养生调摄。其内容都来源于临床工作中患者及家属的常见问题，期望能为患者和家属及广大民众答疑解惑！

　　诚然，编者们在编撰本书时花费很多精力，力求保证书稿的质量，但限于水平，书中不足之处在所难免，敬请读者指正。

湖南中医药高等专科学校附属第一医院
党委书记、主任医师　段云峰
湖　南　省　直　中　医　医　院　　　　　　于株洲

目　录

第四章 肺部疾病的调摄与养肺

第五章　肺的四季养生

第一章

中医眼中的肺

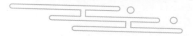

第一节　肺的位置与结构

一、人体的"中央空调"——肺的位置和结构

　　呼吸是维持正常生命活动的重要环节，肺则是参与呼吸的主要器官。它坐落于膈肌上方、纵隔的两侧，是五脏六腑中位置最高的脏器，居于胸腔之中，位于人体的中央位置。人们的一吸一呼，都伴随着肺的收缩与舒张，好比"中央空调"，一边输送着氧气，一边排出二氧化碳，同时也调节着血液的酸碱度。一般而言，呼吸停止，则意味着生命即将终止。

　　正常的肺呈浅红色（图1-1），质地柔软如同海绵，并富

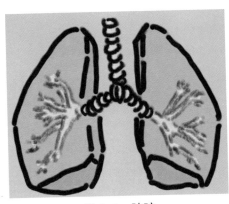

图1-1　肺脏

有弹性。其"虚如蜂巢""浮""熟而复沉"称为清虚之脏。若受烟雾、粉尘影响，则失去其光泽，呈深灰色或者蓝墨色，吸烟者尤甚。肺内含有空气，相对密度小于1.0，故入水不沉，若未经呼吸的肺脏，质地实而重，入水即沉，通过此法，可鉴别死婴为出生前还是出生后死亡。肺呈半圆锥形，具有一尖、一底、两面、三缘。它向上连通气管及咽喉通向外界，易受风寒邪气入侵，向下与膈相贴，内裹心脏，外层则为密闭的胸腔。在肺的表面，紧密结合着脏层胸膜，与脏层胸膜相对的是壁层胸膜，依附在胸壁上，这两层胸膜组成密闭的腔隙，称为胸膜腔。胸膜腔正常为负压，腔内平素有少许液体，起着润滑作用，由此肺才能在胸腔内自由地舒张，同时也借助着胸腔的起伏胀大、缩小起到呼吸的作用，如果密闭的胸膜腔出现了损伤，如外伤、肺大疱破裂等所致气胸，肿瘤侵犯胸膜、炎症累及胸膜等所致胸水，这些将导致原本为负压的胸膜腔变为正压，对肺产生压迫，直接限制肺的活动，从而出现咳嗽、气促、呼吸困难等肺部症状。

了解了肺的位置，现在来具体了解肺的结构。肺由各级支气管及肺泡等组成，在左右胸腔内各一，其中左肺经斜裂分为两个叶，右肺经斜裂及水平裂分为三个叶，气管进入肺部则分为左右支气管，并逐级在各肺叶内再分为肺段支气管，随着支气管逐级分支，形成树状结构，最终连接肺泡，由气管至肺泡约为24级。吸气时，胸腔变大，形成负压，空气被吸入肺部，分别进入左右两肺，并沿着越分越细的支气管最终进入肺泡。肺泡数目众多，与肺泡囊相连，就好比挂在支气管树上的葡萄，呈串样，气体交换主要发生于此。肺泡表面液膜含有表面活性物质，起着降低肺泡表面液体层表面张力的作用，使细胞不易萎缩，且吸气时又较易扩张，有些早产儿肺发育不良，其实就是因为缺乏肺表面活性物质，导致肺不张，临床上针对早产儿会使用地塞米松促进肺成熟。肺的表面除活性成分之外，还覆盖有毛细血管网，毛细血管膜与肺泡共同组成呼吸膜，血液和肺泡内进行气体交换必须通过呼吸膜才能进行，成人的呼吸膜面积较大，平均约 70 m^2，安静状态下只动用其中 40 m^2 用于呼吸时的气体交换，运动时则动用更多的呼吸膜。正常呼吸下的肺泡内氧气浓度都很高，经肺泡膜扩散进入肺毛细血管，最终与血红蛋白相结合，随着血流输送到各个脏器，同时由细胞代谢产生的废气 CO_2 会脱离血液，穿过肺泡膜进入肺泡，也顺着浓度梯度一级一级向外排，最后经呼气动作排出到空气中，这样肺就完成了通气与换气，维持了正常的新陈代谢。无论是肺泡损伤还是支气管损伤，均会影响下呼吸功能，影响气体交换，导致呼吸困难。

　　肺乃人体的中央空调，吸入氧气，清除废气，对人体的健康至关重要；它也易受外界侵扰，只有好好保护肺部，才能一吸一呼，顺畅呼吸。

二、人体的吸尘器——肺是换气机

呼吸是指机体与外界环境之间气体交换的过程，吸进氧气，呼出二氧化碳，是重要的生命活动之一，一刻也不能停止。机体为了维持生活所需的能量，必须从外界吸取氧气，并排出机体新陈代谢产生的二氧化碳。肺就是完成这种气体交换的器官。外界空气通过肺泡与肺毛细血管进行气体交换，血液从肺泡吸取氧气并将组织细胞产生的二氧化碳排出去，这个过程称外呼吸，由肺来完成。血液中的气体通过细胞膜与组织进行气体交换，血液中氧释放出来供细胞利用，并将代谢后的二氧化碳带走，这个过程称为内呼吸。内呼吸与外呼吸密切配合构成完整的呼吸生理。

呼吸系统包括呼吸道（鼻腔、咽、喉、气管、支气管）和肺，是由鼻腔和支气管、两个肺，以及一条连接喉咙与肺部的长长的气管组成。气管的底端分成了左右支气管，每条支气管都与其中的一个肺相连。支气管又细分为更小的气管，最后是呼吸性细支气管。呼吸性细支气管的末端有细小的充满空气的小泡，叫作肺泡。

肺是呼吸系统的重要器官，分左右两肺，分别位于两侧胸腔内，表面覆以胸膜脏层，左右两肺隔以纵隔。肺泡是最基本的结构。肺的基本生理功能为肺通气功能与肺换气功能，肺还有防御功能、代谢功能、神经内分泌功能，但这些功能属于肺的次要功能。

肺与体外环境相通，成人在静息状态下，通过肺通气，每天约有 10 000 L 的气体进入肺部，在吸进氧气的同时，空气中的其他气体与成分同时也吸入肺内，如各种微生物（细菌、病毒等）、工业粉尘、烟雾、雾霾、汽车尾气、油烟，甚至花粉、装修后散发出的苯和甲醛、猫狗等动物身上细小的绒毛等，肺就成了一台"吸尘器"，把空气中的所有有毒物质也吸入肺内。因而肺的防御功能至关重要。

呼吸系统的防御功能包括：

（1）物理防御功能：鼻部加温过滤、打喷嚏、咳嗽、支气管收缩、黏液纤毛运输系统等；

（2）化学防御功能：溶菌酶、乳铁蛋白、蛋白酶抑制剂、抗氧化的谷胱甘肽、超氧化物歧化酶等；

（3）细胞吞噬：肺泡吞噬细胞、多形核粒细胞等；

（4）免疫防御功能：B 细胞分泌 IgA、IgM 等，T 细胞免疫反应等。

肺是"吸尘器"的同时，也是"换气机"。

肺通气使肺泡气不断更新，以保持肺泡气二氧化碳分压与氧分压的相对稳定，这是气体交换得以顺利进行的前提。气体换气包括肺换气和组织换气。

肺换气是指肺泡与肺毛细血管血液之间的气体交换过程。经肺通气进入肺泡的新鲜空气与血液进行气体交换，氧气从肺泡顺着分压差扩散到静脉血，而静脉血中的二氧化碳，则向肺泡扩散。这样，静脉血中的氧分压逐渐升高，二氧化碳分压逐渐降低，最后接近于肺泡气的氧分压和二氧化碳分压。由于氧气和二氧化碳的扩散速度极快，仅需约 0.3 s 即可完成肺部气体交换，使静脉血在流经肺部之后变成了动脉血。一般血液流经肺毛细血管的时间约 0.7 s，因此当血液流经肺毛细血管全长约 1/3 时，肺换气过程基本上已完成。

正常成人约 3 亿个肺泡的呼吸膜总面积约 70 m²。在安静状态下，机体仅需 40 m² 的呼吸膜便足以完成气体交换。因此，呼吸膜有 30 m² 的贮备面积。运动时肺毛细血管开放数量和开放程度增加，呼吸膜扩散面积增加，加快氧气和二氧化碳扩散的速度。反之，肺不张、肺实变、肺气肿时呼吸膜扩散面积减小，气体交换减少。

组织换气是体循环毛细血管中的血液与组织细胞之间的气体交换。其发生的机制和影响因素与肺换气相似，不同的是气体的交换发生于液相介质（血液、组织液、细胞内液）之间，且扩散膜两侧的氧气和二氧化碳的分压差随细胞内氧化代谢的强度和组织血流量的多寡而改变。如果血流量不变，代谢增强，则组织液中的氧分压降低，二氧化碳分压增高，如果代谢率不变，血流量增多，则组织液中的氧分压升高，二氧化碳分压降低。

在组织中，由于细胞的有氧代谢，氧气被利用，并产生二氧化碳，所以氧分压可降至 30 mmHg 以下，而二氧化碳分压可高达 50 mmHg 以上。动脉血液流经组织毛细血管时，氧气便顺分压差从血液向组织液和细胞扩散，二氧化碳则由组织液和细胞向血液扩散，动脉血因失去氧气和得到二氧化碳而变成静脉血。

第二节　肺的生理功能

一、肺为五脏六腑之华盖

肺位于胸腔，左右各一，覆盖于心之上。肺有分叶，"虚如蜂巢"。肺经肺系（指气管支气管等）与喉、鼻相连，故称喉为肺之门户，鼻为肺之外窍。肺在五行属金，为阳中之少阴。肺系统包括：肺藏魄，在志为悲（忧），在体合皮，其华在毛，在窍为鼻，在液为涕，与自然界秋气相通应。肺与大肠构成表里关系。肺具有治理调节全身气、血、津液的作用，概括为"肺主治节"，如《素问·灵兰秘典论》说："肺者，相傅之官，治节出焉"。肺为华盖，"华盖"原指古代帝王车驾的顶盖。肺位于胸腔，覆盖五脏六腑、位置最高，因而有"华盖"之称。《灵枢·九针论》说："肺者，五脏六腑之盖也。"肺覆盖于五脏六腑之上，能宣发卫气于体表，以保护诸脏免受外邪侵袭，故《素问·痿论》说："肺者，脏之长也肺居高位，又主行水，故称之为水之上源"。从解剖位置上来看，肺居胸中，在诸脏腑中像华盖一样居于最高处。天上若是降雨，地上的各个角落都能得到灌溉滋养。肺为水之上源，若水分充足，五脏六腑都能受其"恩泽"。肺还主持着人体的水液代谢，通调水道，就像自然界的河流由高到低流动一样，肺就相当于人体高处的水源，在气的推动下，水液向皮表四周与人体五脏六腑流动。肺覆盖于五脏六腑之上，具有保护诸脏免受外邪侵袭的作用，由于肺位最高，与外界相通，故风邪外侵，首先被犯。肺合皮，易受外邪侵袭，故在五脏病变中，仅肺有表证。

二、肺为娇脏——五脏中的"大家闺秀"

肺为娇脏，指肺清虚娇嫩，易受邪袭的生理特性。肺体清虚，不耐寒热，不容异物；肺主呼吸，外合皮毛，在窍为鼻，与外界相通，外感六淫之邪从皮毛或口鼻而入，常易犯肺而为病；其他脏腑病变，亦常累及于肺。故临床上治疗肺的疾患，用药以轻清、宣散为主，过寒过热过燥之剂皆所不宜。肺不但易受邪侵，而且又不耐寒热。肺体本清虚，其质娇嫩，不能容纳丝毫异物，否则会引起咳嗽等症。故曰："肺为娇脏，寒热皆所不宜。太寒则邪气凝而不出；太热则火烁金而动血；太润则生痰饮；太燥则耗精液；太泄则汗出而阳虚；太湿则气闭而邪结。"（《医学源流论》）可见肺不但容易受邪，而且畏寒、畏热、畏燥、畏湿。肺喜清润而恶燥，喜轻灵而忌重浊。肺怕寒：肺位于胸腔，经络与喉、鼻相连。寒邪最易经口鼻犯肺，使肺气不得发散，津液凝结，从而诱发感冒等呼吸道疾病。反复之下可致人体免疫力下降，或引发慢性鼻炎。肺怕热：中医讲"肺为娇脏"，肺受热后容易出现咳、喘（气管炎、肺炎）等症状，如果肺胃热盛还可能导致面部起痘、酒渣鼻等。肺喜润恶燥，肺气通于秋，燥为秋令主气，内应于肺。病理上，燥邪最易耗伤肺津，导致咽干鼻燥，干咳少痰等症。治疗多以润肺为主。

三、肺主气，司呼吸——清浊交换，吐故纳新

肺主气，首见于《内经》。《素问·五脏生成篇》说："诸气者，皆属于肺。"肺主气包括主呼吸之气和主一身之气两个方面。

1. 肺主呼吸之气

指肺具有吸入自然界清气，呼出体内浊气的生理功能。肺是气体交换的场所，通过肺气的宣发与肃降运动，吸清呼浊，吐故纳新，实现机体与外界环境之间的气体交换，以维持人体的生命活动。如《素问·阴阳应象大论》说："天气通于肺。"肺主呼吸的功能，由肺气的宣发与肃降运动来维系；肺气宣发，浊气得以呼出；肺气肃降，清气得以吸入。肺气的宣发与肃降运动协调有序，则呼吸调匀通畅。若邪气犯肺，宣发肃降失调，影响气体交换，则出现胸闷、咳嗽、

喘促、呼吸不利等症状。

2. 肺主一身之气

指肺主司一身之气的生成和运行的功能。《素问·大节藏象论》说："肺着，气之本。"肺主一身之气的生成：肺司呼吸，吸入自然界的清气，而清气是人体之气的重要来源。尤其体现于宗气的生成。宗气是由肺吸入的自然界清气与脾胃运化的水谷之精化生的水谷之气在肺中相结合而成。宗气作为一身之气的重要组成部分，在机体生命活动中占有非常重要的地位，关系着一身之气的盛衰。肺主一身之气的运行：一身之气皆受肺之统领。凡元气、宗气、营气、卫气等，皆需通过肺的呼吸得以敷布；而人体各脏腑活动之气及经络、营卫之气，也都赖肺的调节而实现其升降出入，发挥其各自特有的功能。可见，肺为气之主宰，对全身气机具有调节作用。肺有节律的呼吸，对全身之气的升降出入起着重要的调节作用。肺的呼吸调匀通畅，节律均匀，和缓有度，则全身之气升降出入通畅协调。肺主一身之气和呼吸之气，实际上都取决于肺的呼吸功能。呼吸调匀是气的生成和气机调畅的根本条件。如果肺的呼吸功能失常，不仅影响宗气的生成，进而影响一身之气的生成不足，即所谓"气虚"，出现短气不足以息、声低气怯等症；并且影响一身之气的敷布和气机的调节，导致各脏腑之气的升降运动失调。若肺丧失了呼吸功能，清气不能吸入，浊气不能排出，新陈代谢停止，生命活动也就宣告终结。

四、肺主宣发肃降——收放自如，通达全身

肺气宣降（图1-2），指肺气向上向外宣发与向下向内肃降的相反相成的运动。宣发与肃降运动协调，维持着肺司呼吸、主行水等功能。肺气宣发，指肺气升宣与布散的运动形式，与肺主清肃相对而言。主要体现在三个方面：一是呼出体内浊气；二是将脾转输至肺的水谷精微和津液上输头面诸窍，外达皮毛肌膜；三是宣发卫气于皮毛肌腠，以温分肉，充皮肤，肥腠理，司开阖，并将津液化为汗液排出体外。若

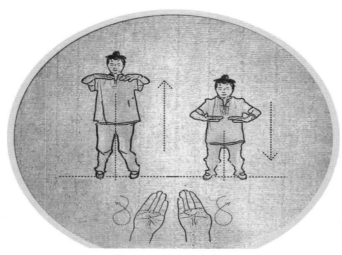

图1-2 肺主宣发肃降

肺失宣发，则可出现呼吸不畅、胸闷喘咳、以及卫气被遏、腠理闭塞的鼻塞、打喷嚏、恶寒、无汗等症状。肺气肃降，指肺气清肃与下降的运动形式，与肺主宣发相对而言。主要体现在三个方面：一是吸入自然界清气，下纳于肾，以资元气；二是将脾转输至肺的水谷精微和津液向内向下布散，下输于肾，成为尿液生成之源；三是肃清肺和呼吸道内的异物，保持呼吸道的洁净。若肺失肃降，常出现呼吸短促、喘息、咳痰等症。肺气的宣发与肃降，既相反又相成。宣发与肃降协调，则呼吸均匀通畅，津液得以正常输布代谢，"水精四布、五经并行"。一般而言，外邪侵袭，多导致肺气不宣为主的病变；内伤及肺，多导致肺失肃降为主的病证。宣发与肃降失常又相互影响，互为因果，最终形成宣降失常同时并存的病理状态，如呼吸失常、津液代谢障碍及卫外不固等。肺的气机运动包括升降出入，但肺为华盖之脏，其气以清肃下降为主。肺气肃降与宣发协调，有赖于肺阴与肺阳的协调。肺阴主凉润、肃降，肺阳主温煦、宣发。肺阴不足，凉润、肃降不及，易导致虚热虚火内生、咳喘气逆的病变；肺阳虚衰，温煦、宣发不及，易发生寒饮蕴肺而咳喘的病变。

五、肺主行水——水之上源，灌溉"心田"

"肺为水之上源"是先贤对肺在人体津液代谢过程中具有重要作用的一个概括。《内经》曰："饮入于胃，游溢精气，上输于肺，通调水道，下输膀胱，水津四布，五经并行。"说明人体正常水液须借肺气之宣发肃降，始能"水津四布，五经并行"。何梦瑶说："饮食入胃，脾为运行其精英之气，虽曰周布诸脏，实先上输于肺，肺气先受其益，是为脾土生肺金。肺受脾之益，则气益旺，化水下降，泽及百体。"亦是说津液输布必赖肺气之宣降才能完成。

饮入的水液，由胃、小肠经脾的吸收转输作用上输于肺，其清中之清者，经肺气的宣发，心脉的载运，以润养肌腠、皮毛等各个组织器官。除一部分变为汗液排出外，其余仍还流于心脉之中。清中之浊者，通过肺气的肃降下降于肾，经肾阳的蒸化，其浊中之浊者，即注入膀胱成为尿液而排出体外。其浊中之清者，复化气上升于肺而散布周身。水液在从肺下降和从肾上升的过程中，有肺气的宣降、肾阳的蒸化、脾的转输作用，而三焦是水液升降的道路。所谓通调水道，是指肺对水液代谢的这种推动、调节的作用。由于肺居上而膀胱居下，借三焦而相互连系共司行水之机，所以先贤有"肺为水之上源"之说。

正如前文所言，人体的水液代谢在生理活动中具有十分重要的作用，它主要包括水分的摄入、在体内的转输利用和代谢后水液的排泄等几个环节，是在多个脏腑参与下共同完成的，肺是其中之一。肺调节水液代谢的作用称为"通调水道"，主要体现在下述两个方面：一是肺主宣发，调节汗液的排泄。水液迅速向上向外输布，布散到全身，外达皮毛，

"若雾露之溉"以充养、润泽、护卫各个组织器官。排泄汗液，是人体水液代谢的一部分。有人估计，每人每天通过汗液排出 400 mL 左右的水分。肺主宣发，将水谷精微和津液宣散于周身，特别是使布散到体表的津液，通过汗孔，以汗的方式排泄于体外。在生理情况下，肺的宣发功能正常，则汗的排泄适度，起到调节水液代谢的作用。在病理情况下，肺的宣发功能失常，就会引起水肿、小便不利等病变。二是肺气肃降，使水道维持通畅。"水道"，即指体内水液运行、排泄的道路。水道的通行畅达，流通无阻，是维持水液代谢平衡的重要条件。因此，有"肺主行水""肺为水之上源"的说法。如果肺病导致通调水道功能减退，就可发生水液停聚而生痰、成饮，甚则水泛为肿。对此，临床上多采用宣降肺气，疏通水道以利水的方法治疗。

心、肺同居上焦。心肺在上，心主血，肺主气；心主行血，肺主呼吸。这就决定了心与肺之间的关系，实际上就是气和血、血液运行与呼吸运动的关系（图 1-3）。

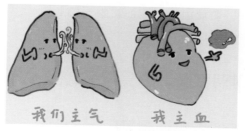

图1-3　心与肺之间的关系

1. 肺气助心行血

心主血脉，能够推动血液在经脉中运行不息，但心主血脉的功能要靠肺气的资助才得以正常发挥。因为肺主呼吸，肺吸入的清气与水谷精微之气结合而生成宗气，宗气贯注到心脉而助心行血，即所谓"气为血之帅""气行则血行"，又可以称为"灌溉心田"。

2. 心血布散肺气

肺主呼吸，通过肺的呼吸，呼出体内的浊气，吸入自然界清气，完成体内外气体的交换。但是肺吸入的清气必须依附于血液，靠心血的运载才能布达周身，与此同时浊气到达于肺，呼出体外。"血为气之母""血以载气"。

连接心主行血与肺主呼吸之间的中心环节是积于胸中的"宗气"，由于宗气具有贯心脉以行气血，入息道而行呼吸的作用，从而有利于维持血液循环与呼吸运动之间的协调平衡。

病理上，心、肺两脏也经常相互影响。如肺气虚损或肺失宣降，就会影响心主血脉的生理功能。反之，若心气不足或心阳不振，血液运行迟缓而瘀阻于肺脉时，也必然影响肺主气的功能。

六、肺朝百脉

中医有一个概念，"肺朝百脉"，出自《素问·经脉别论》："脉气流经，经气归于肺，肺朝百脉，输精于皮毛。毛脉合精，行气于府。府精神明，留于四藏，气归于权衡。权衡以平，气口成寸，以决死生。"

中医肺朝百脉的论述，历代医家多曾注解，如：

张景岳注："经脉流通，必由于气，气主于肺，故为百脉之朝会。"

张志聪注："百脉之经气，总归于大经，经气归于肺，是以百脉之气，皆朝会于肺也。"

王冰注："言脉气流经，乃为大经，经气归宗，上朝于脉，肺为华盖，位复居高，治节由之，故受百脉之朝会也。由此故肺朝百脉，然乃布化精气，输于皮毛矣。"

张介宾注："精淫于脉，脉流于经，经脉流通，由必于气，气主于肺，而为五脏之华盖，故为百脉之朝会。"

上述医家所做的注解，是在过去的时代所注，离我们现在的理解还是有些距离的，要准确理解"肺朝百脉"的含义，就必须从肺的生理、功能、特点等多方面，用现代的语言，现代人的思维方法来加以解释。

肺在十二官中属相傅之官，主气、主治节。肺的丞相职位决定了它有全方位的管理职能，它是心君主之官意志的贯彻者、执行者和体现者，因此，它不光可以管理自己的事情——肺气，还可以在心的授权下代替心管理其所主的血脉。

肺如何管理全身？管理的主要方法就在一个"朝"字。

中医谈养肺护肺

在古代，朝廷的指令要下达并贯彻落实，这个指令，最先是在朝廷中的朝会上通报的。皇帝上早朝，文武百官皆到，文官宣读君主旨意，之后再将此指令一级一级往下通报，传至各自管辖的领域。

朝廷的指令要贯彻下去必须通过这个朝会，而朝廷要了解全国的情况，也是通过这个朝会。朝廷的各个部门，收到下面递上来的奏折，这些奏折反映的就是地方存在的一些问题、一些需求，地方处理不了，才需要向上级汇报，需要上级来协调，这些事情的解决也离不开一个"朝"字。

肺这个相傅之官，光靠一个朝会，是不可能很好地辅佐皇帝、帮助皇帝贯彻、执行、落实、监督君主旨意的，它还必须有权，对下面一些不称职的官员进行任免。"肺主治节"讲的就是这个意思。治是治理的治，节则是节度使。节度使也就是全国的各级官吏，在人体也就是三百六十五个穴位。肺除了统管全国的节度使，还需要有良好的信息流传递，这个信息流就像皇帝下达的诏书，也像各地官员上递的奏折，而这个传递的信息流则如人体之中的"气"。

通过上述解释，归结起来，肺朝百脉的本义有两个方面：其一，肺的功能，通过人体的各条经脉、各个穴位而产生作用，肺的功能好坏，通过各条经脉、各个穴位而表现；其二，人体的各条经脉、各个穴位，其功能作用的好坏，最终表现在肺。

肺朝百脉，不光是中医的一个理论论述，在临床实践中，它有着较为重要的指导意义。

肺朝百脉的生理作用为助心行血。肺主气，心主血，全身的血和脉，均统属于心。心脏的搏动，是血液运行的基本动力。血的运行，又依赖于气的推动，随着气的升降而运行到全身。肺主一身之气，贯通百脉，调节全身的气机，故能协助心脏主持血液循环。所以，血液的运行，亦有赖于肺气的敷布和调节。"人之一身，皆气血之所循行，气非血不和，血非气不运。"（《医学真传·气血》）肺助心行血的作用，说明了肺与心在生理病理上反映了气和血的密切关系。若肺气虚衰，不能助心行血，就会影响心主血脉的生理功能，而出现血行障碍，如胸闷、心悸、唇舌青紫等症状。

现代解剖学认为，气血流经于肺的作用，主要是通过肺来交换氧气，排出二氧化碳。而肺通过气的交换过程，把氧输布到全身最细微的毛细血管当中，乃至外达皮毛。因此，中医说：肺主气合皮毛。在这样一个循环过程中，人体血脉中气血充盈，运行正常，人才会精神明朗，血液在肺气的推动下周流（留）于心、肝、脾、肾四脏，使人体达到阴阳气血的平衡。这种平衡调和的状态能从手太阴肺经的气口表现出来。这个气口就是切按寸口脉的地方。寸口脉是属于手太阴肺经，源于："肺朝百脉"。《难经》第一难就讲："寸口者，脉之大会，手太阴之动脉也。"人们老说："肺朝百脉，脉皆上会于太渊。"因为肺的经络可以诊查全身气血、五脏六腑的盛衰。

所有后世才有：辨脉者，独取寸口。总结来说，其机制有二：

（1）寸口部位是手太阴肺经的动脉，肺经起于中焦脾胃，脾胃运化的水谷精微，经肺气之宣发，输布全身，而脾胃是五脏六腑精气之源泉，所以全身脏腑经脉气血的情况，可以从寸口脉反映出来。

（2）肺主气，司呼吸，肺朝百脉，全身百脉的气血皆朝会于肺，以吸收自然清气，吐故纳新。所以全身脏腑经脉气血盛衰及功能状态可以从肺脉寸口反映出来。

而且，诊寸口脉，也就是诊桡动脉是非常方便的，因为一伸手就能诊到，而且灵敏度很高。几千年来积累了大量寸口脉的文献资料和临床经验。

七、肺主治节——辅助心君，维系生命

肺主治节，即治理调节。具体指的是肺辅助心脏治理调节全身气、血、津液及脏腑生理功能的作用。

肺主治节，概括起来，主要体现于四个方面。

（一）肺司呼吸

肺是人体的重要器官之一，主要的生理功能是进行气体交换，利用空气中的氧气，排出体内的二氧化碳，从而维持机体的正常生理功能。中医学对肺的生理功能早就有很深的理解。

"诸气者，皆属于肺"，中医认为气是维持人体生命活动的重要物质，所谓肺主气，包括两个方面的内容：一是主呼吸之气；二是主一身之气。

（二）肺有节律的呼吸运动，协调全身气机升降运动，使脏腑功能活动有节

肺主一身之气包括气的生成和对全身气机的调节两方面。肺主一身之气的功能正常，则各脏腑之气旺盛。反之，肺主一身之气的功能失常，会影响宗气的生成和全身之气的升降出入运动，表现为少气不足以息、声低气怯、肢倦乏力等气虚之候。

所谓气机，泛指气的运动，升降出入为其基本形式。肺的呼吸运动，是气的升降出入运动的具体体现。肺有节律的一呼一吸，对全身之气的升降出入运动起着重要的调节作用。故曰："肺为四脏之上盖，通行诸脏之精气，气则为阳，流行脏腑，宣发腠理，而气者皆肺之所主"，（《太平圣惠方·卷第六》）"肺为相傅之官，治节出焉。统辖之气，无经不达，无脏不转，是乃肺之充，而肺乃气之主也"。（《辨证奇闻·痹证门》）

中医认识中的脏腑生理功能，肝和肺的气机一升一降，形成正常状态下的动态平衡。肝主升、主动，疏泄、条达中调畅全身气机，使各脏腑功能和气血、津液、脾胃运化等正常进行。肺主气、主降，宣发、肃降中抑制肝气

过度升发，推动二便排泄等。所以在气机方面，肝和肺的关系非常密切。对全身气机的调畅、气血的调和具有重要的调节作用。

（三）辅佐心君，推动和调节血液的运行，维系生命

"心为君主之官，神明出焉，肺为相傅之官，治节出焉……"，这句出自于《素问》，治者，治理也，节者，规矩制度也。历来对治节之解释，均认为是治理调节，其真正意思是"治理国家的法度"。孔子说："中和乃天下大本，五志未发谓之中，发而中节谓之和"，节者，规矩也，五志发但仍符合规矩，为和。

心主神志，是五脏六腑运行的外在体现，肺主治节，是控制全身的机制，肺的地位绝不是呼吸那么简单，因此，高阶养生在心，低阶养生在肺，其他如营养、健身等均属低级方法。

心为君主之官，为五脏六腑之大主。肺为相傅之官而主治节。"肺与心皆居膈上，位高近君，犹之宰辅。"心为君主，肺为辅相。人体各脏腑组织之所以有一定的规律活动，依赖于肺协助心来治理和调节。故曰："肺主气，气调则营卫脏腑无所不治"，（《类经·脏象类》）因此称肺为"相傅之官"。

（四）通过肺的宣发与肃降，治理和调节津液的输布、运行与排泄

前文有述：饮入的水液，由胃、小肠经脾的吸收转输作用上输到肺，其清中之清者，经肺气的宣发，心脉的载运，以润养肌腠、皮毛等各个组织器官。除一部分变为汗液排出外，其余仍还流于心脉之中。清中之浊者，通过肺气的肃降下降于肾，经肾阳的蒸化，其浊中之浊者，即注入膀胱成为尿液而排出体外。其浊中之清者，复化气上升于肺而散布周身。水液在从肺下降和从肾上升的过程中，有肺气的宣降、肾阳的蒸化、脾的转输作用，而三焦是水液升降的道路。所谓通调水道，是指肺对水液代谢的这种推动、调节的作用。

因此，肺的治节功能，实际上是代表着肺的主要生理功能。若肺主治节的功能失常，既可影响宗气的生成与布散，又因肺气虚衰，影响血液的正常运行，关乎生命的维系；既可影响津液的调节与排泄，又可影响气机的升降运动。

肺主治节，实际上是对肺的主要生理功能的高度概括。

八、肺藏魄

人们常听到一个成语"三魂七魄"，出自《抱朴子·地真》："欲得通神，宜水火水形分，形分则自见其身中之三魂七魄。"什么是"三魂七魄"？

魂：旧指能离开人体而存在的精神；魄：指依附形体而显现的精神。七魄：尸狗、伏矢、雀阴、臭肺、天贼、非毒、除秽，藏于肺中，为人的七种严重残疾的自我；与其对应的为藏于肝中的三魂：胎光、爽灵、幽精。

肺如何藏魄？

首先来了解一下五脏所藏。五脏所藏是指人的五种情志活动即神、魂、意、魄、志各藏于其所属之脏，以发挥其情志作用。《素问·宣明五气篇》："五脏所藏：心藏神，肺藏魄，肝藏魂，脾藏意，肾藏志。"因此人的情志活动正常与否与五脏盛衰有密切关系。

五脏所藏，主宰人的情志活动。心藏神，为生命活动的主宰；肺藏魄，体现形体动作的反应能力；肝藏魂，体现精神意识的感应能力；脾藏意，体现人的思想活动能力；肾藏精与志，精能化髓，髓通于脑，脑为志所居，体现人的记忆能力。

"魄"是与生俱来的、本能的、较低级的神经精神活动，如新生儿啼哭、吮吸、非条件反射动作和四肢运动，以及耳听、目视、冷热痛痒等感觉。魄的活动以精气为物质基础。

《灵枢·本神》曰："并精而出入者谓之魄。"即父母生殖之精结合瞬间，就有了魄。《灵枢·本神》又曰："肺藏气，气舍魄。"可见魄为先天所得，成于父母并精；以肺之气为舍、为充、为养。

精足、气足则魄强而用，精神乃治。《朱子语类·卷三》曰："人之能思虑计划者，魂之为也；能记忆辨别者，魄之为也。"又曰："魄盛则耳目聪明，能记忆，老人目昏耳溃记事不及者，魄衰也……阴主藏受，故魄能记忆在内；阳主运用，故魂能发用出来。二物本不相离。"汪蕴谷在《杂症会心录》言："人之形骸，魄也。形骸而动，亦魄也。梦寐变幻，魂也。聪慧灵通，神也。分而言之，气足则生魂，魂为阳神。精足则生魄，魄为阴神，合而言之，精气交，魂魄聚。"

魂与魄的比较，由于魂附于气，偏于无形，魄附于形，与形难分，因此，魂表现在精神方面如"梦寐恍惚，变幻游行之境"较著；魄表现在形体方面如"能动能作，痛痒由之而觉"较显。《太上老君内观经》谓："动而营身，谓之魂。静而镇形，谓之魄。"至于魄的功用，《类经·藏象类》再有补充："精之与魄皆阴也，何谓魄并精而出入？盖精之为物，重浊有质，形体因之而成也。魄之为用，能动能作，痛痒由之而觉也。精生于气，故气聚则精盈；魄并于精，故形强则魄壮。"

综上所述，魄之功能大致可归纳为：属于人体本能的感觉和动作，如耳的听觉、目的视觉、舌的味觉、鼻的嗅觉、身体的触觉如皮肤冷热痛痒，以及新生儿躯干肢体不经训练而自然就会的动作、吸乳和啼哭等。换成现代语言表述，大致是指精神神经活动中本能的司感觉和支配动作的功能。此外，魄具记忆之功。

就功能与物质关系而言："并精而出入者谓之魄。"精属先天，因此，魄之功多显现为一些先天本能性作用，至于记忆，则与肾藏精、通于脑有关。《灵枢·本神》曰："肺藏气，气舍魄。"肺呼吸及一身之气功能正常，自能气达各脏腑组织、形体官窍，发挥其目视、耳听、鼻嗅、舌辨、身触、知饥渴、平衡、排泄、睡眠、记忆及自然动作等功能。而以呼吸之气为主生成的宗气，功能上就与肢体寒温和活动、视听感觉、语言声音等有关，与魄之用甚合。故精气旺盛则体健魄全，魄全则感觉灵敏，动作协调，记忆深久。至于魄藏于肺而得气养，气足则行为果断，充满魄力之说，应是从气－魄两字间关系所做的某种会意性衍生。

九、肺开窍于鼻——肺和鼻知味

"肺开窍于鼻"出自中医最经典的著作《黄帝内经》，意思为鼻子是呼吸系统的大门。《黄帝内经》指出，"肺气通于鼻，肺和鼻则能知香臭矣"。因为肺主一身之气，掌管呼吸，鼻作为气体出入的通道，与肺直接相连。《素问·金匮真言论》："开窍于鼻，藏精于肺。"因此，鼻的通气和嗅觉必须依赖肺气。肺气调和，才能鼻窍通利、嗅觉灵敏。如果肺部出现损伤，就会体现在鼻的变化，如外感风寒袭肺，则鼻塞流涕，影响嗅觉；关于肺脏的养生，调护鼻部是重要一环，"肺开窍于鼻，养肺先护鼻"；而且鼻部的病变往往可以从肺而治（图1-4）。

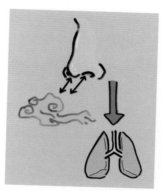

图1-4　肺开窍于鼻

　　肺脏在体内，平时不能直接地观察到，很多人不知道自己的肺好不好。中医认为，鼻为肺窍，是呼吸系统的门户，也是邪气侵犯肺脏的主要通路。鼻塞、流涕、嗅觉不灵，甚至鼻翼翕动、咳嗽喘促等异常现象，均可作为呼吸道及肺脏的系列病理变化的诊断依据。所以我们可以通过鼻部的改变来了解肺脏疾病的。

　　另外，鼻子除了肺部病变导致前面所述各项改变，以下鼻子上的一些变化也值得关注。

　　（1）鼻子发红。如果鼻子发红，不是正常的粉红色，那么多半源于肺热，说明肺功能有所下降，不能及时地排出体内热气，从而出现鼻子发红。

（2）鼻头长痘。肺部健康出现问题，也会导致鼻头长痘。因为肺不仅只负责呼吸，也参与人体的代谢和排毒，如果肺部功能下降，那么毒素就会出现在鼻子上，导致鼻头长痘。

（3）鼻孔干燥。原因与鼻子发红类似，燥热之邪淤滞于肺，从而使得鼻孔干涩，并容易出现气喘，鼻翼也会不由自主地扇动。

（4）鼻尖爱出汗。如果鼻尖总是出汗，那么说明肺气不足。

（5）鼻子皮肤粗糙。如果鼻子的皮肤摸起来不平有密密麻麻的感觉，而且比较晦暗无光，很可能肺部功能出现问题了。

鼻为肺之外窍，是呼吸系统的门户，也是邪气侵犯肺脏的主要通路。做好鼻部的调护，对预防呼吸道疾病具有很重要的意义。可以试用下面几种保养方法来增强鼻部功能，十分有益。

1. 推擦鼻梁

推擦鼻梁，又称灌溉中岳（中岳指鼻）。用右手食指指面放在鼻尖处，以顺时针和逆时针方向交替揉动，由鼻尖向鼻根，再由鼻根往鼻尖揉，上下来回揉动，反复20～30次。用手指或弯曲拇指的指节背部揩擦鼻旁两侧，自迎香至鼻根部，再按揉上迎香。持之以恒，每天做10～20次。鼻梁骨折、损伤，暂不宜。

2. 擦鼻根

鼻根又名下极，俗称鼻梁、山根。操作此法时，如果有戴眼镜的人，先将眼镜拿下，让鼻根放轻松 5s，用拇指与食指轻轻捏起鼻根，会觉得鼻根有些酸胀，是很正常的，因为鼻根长时间被眼镜压迫，血液循环不畅所造成。再用食指快速来回擦鼻根，约 20 次，使鼻根略红即可停止。鼻梁骨折、损伤，暂不宜。

3. 捏鼻孔

捏鼻孔，又可称俯按山源（山源指鼻中隔部）。用食指放在鼻孔内，食指与拇指一起捏鼻孔，一捏一放，用力均匀，每分钟约 60 次，至鼻有酸胀感为止。用食指、中指分别深入两鼻孔，挟住鼻中隔轻轻柔捏。可促进鼻内血液循环，呼吸充足的空气，使我们身体获得需要的氧气，维持生理代谢。鼻梁骨折、损伤，暂不宜。

4. 揉按迎香

迎香在鼻翼外缘中点旁开 0.5 寸，在鼻唇沟中取迎香。用手指尖按压迎香，一边按一边振动，达到酸胀感为止。每次 5 ~ 10 min。

5. 拿鼻翼

鼻孔之上称方上，现称鼻翼，中医理论认为通过按摩此处，可以使气血运行通畅，以调整脏腑功能。方法为用拇指与食指，同时放在鼻翼两侧，轻轻拿起鼻翼然后放下，动作反复 20 ~ 50 次。鼻梁骨折、损伤，暂不宜。

6. 润鼻腔

每晚睡觉前，对鼻腔内部进行适当冲洗，用棉签蘸四环素或金霉素或红霉素眼膏涂在鼻黏膜上，或用复方薄荷油滴鼻液来点鼻腔，再捏鼻 3~5 次。可以起到润滑鼻腔、减轻炎症的作用，减少呼吸道感染的可能性。

鼻腔与肺气相通，肺气虚弱，卫阳不固，腠理疏松，风寒之气乘虚而入，邪正相搏，肺气不得通调，津液停聚，鼻窍壅塞，遂致打喷嚏、流涕、鼻塞症状出现。所以鼻部病变治疗常从肺入手，尤以过敏性鼻炎为代表。当然平素鼻部的护理也可从肺调摄。如天气寒冷干燥时，饮食宜温宜滋润，应常吃些葱、姜、苏叶、薄荷、白芷等有宣通肺气作用的药食，还可常吃些梨、藕、香蕉、银耳、萝卜、胡萝卜、甘蔗、番茄、百合、蜂蜜、核桃、芝麻等有滋阴润肺作用的药食，少吃辛辣刺激与过于燥烈的食物。

肺开窍于鼻，均统一于肺系统，可以说是一体两部，两者相辅相成，肺气充足则鼻窍通利，故曰："肺和鼻知味"。

十、肺在体合皮，其华在毛——防御外邪、调节汗液

皮，指的是全身皮肤；毛，指的是附着于皮肤的毫毛。皮毛具有分泌汗液、润泽皮肤、调节呼吸和抵御外邪等功能。中医认为"肺在体合皮，其华在毛"，简称肺主皮毛，是指肺的生理病理与皮肤、汗腺的功能，以及毫毛的润泽荣枯

密切相关。

为什么说肺主皮毛呢？这个与肺的主体功能有关系。肺的主要功能里包括肺主宣发，肃降。肺的宣发作用就能够把水谷精微像雾露一样敷布到肌腠皮毛，来濡润肌腠皮毛，同时还能把卫气敷布到肌腠皮毛，于是它有防御外邪的作用。肺能够主腠理气门（汗孔）之开合，又能够濡养皮肤毫毛，所以它在体合皮，其华在毛。肺的生理功能正常，则皮肤健康、毫毛光泽，抵御外邪的能力较强。若肺的功能失常，则皮肤枯槁憔悴，毫毛萎黄，抵御外邪的能力低下，易受外邪侵袭。

皮肤是人体的第一道生理屏障，皮毛有防御外邪的作用。主要依靠的是体表卫气的防御功能，来源于肺气的充足。正常情况下，肺的阴阳气血都正常，那体表非常固密，就不容易感冒，不容易感受外邪，毛发就有光泽。人皮肤的毛可能看得不仔细，看看动物就清楚了，健康的动物，它们的皮毛是很漂亮的，是有光泽的。

但是，人的皮毛也不是永远固密不开的。实际上，人皮毛上的汗孔（中医称为玄府、气门）是不停地进行开合运动。通过正常的汗孔开合，可以排出汗液，从而调节体温相对的恒定。寒冷天气，汗孔更多的是闭合，减少汗液排出，防止体温过低；炎热天气，汗孔会大量开放而增加汗液排出，降低体温。这些生理功能的实现，主要依赖于肺功能的完备、充足。因为肺主气，肺气宣发，使卫气和气血津液输布到全身，以温养皮毛。皮毛的营养，虽然与脾胃的运化有关，但必须依赖肺气的宣发，才能使精微津液达于体表，从而相关的功能得以实现。

肺主皮毛的生理功能，在指导疾病的治疗上是有现实意义的。

如果一个人的肺有毛病，它就会表现为皮疏毛枯，腠理疏松，卫气不固。所以当他稍微吹点儿风、受点儿凉，就会感冒、流鼻涕、打喷嚏。所以平时可以较长期地用"玉屏风散"来补肺固表，让肤腠更加的坚实和固密，能够增加抵抗力，减少发病。如果发病时可以使用"人参败毒散"治疗，既排出外邪，又补肺培元。

如果一个人平时身体强壮，一旦外邪袭表，邪气导致毛窍闭塞，常可见无汗而呼吸气喘的表现，人们往往用"麻黄汤""桂枝汤"或生姜、葱白、胡椒等煎水服以发汗，打开毛窍而排出所感之邪，就能快速地治愈疾患。

还有些人体内湿气很重，同时伴有肺气不利的情况，出现咳嗽、饮食差、腹胀、关节疼痛的表现，可以在利肺祛邪的治疗下加用羌活、独活、香薷等发汗解表祛湿的药物，往往能取得很好的疗效。

另外，临床上出现皮肤病变，常可从肺着手进行论治。皮肤病病机，虽不独系于肺，但绝不能离开肺。由肺而致皮肤病病机常见有外邪袭肺，气机壅滞，腠理失于宣发疏泄；肺气虚弱，布津不能，皮毛滋润无液；肺热津伤，阴虚血

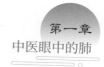

燥，皮毛失养；肺经血热，而生酒糟鼻等；肺气失宣，湿热搏结而生湿疹等。如果采用宣肺、清肺、润肺、补肺等方法治疗，往往疗效显著。

中医"肺在体合皮，其华在毛"的观点体现了皮毛的生理功能 ——"防御外邪、调节汗液"，反映了肺与皮毛紧密联系的整体联动思想，在养生保健、防病治病的各方面都具有重要指导价值。

第二章
肺部疾病的症状表现

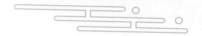

第一节　五脏六腑都能让你咳

咳嗽是指肺失宣降，肺气上逆作声，咯吐痰液而言，为肺系疾病的主要证候之一。有声无痰为之咳，有痰无声为之嗽，一般多为痰声并见，故以咳嗽并称。《素问·咳论篇》云："五脏六腑皆令人咳，非独肺也。"其意为：五脏六腑的病变均能引发咳嗽，而非只有肺脏。咳虽为肺病，但五脏六腑皆能致咳，其纲领不过内伤和外感。外感先病肺，以肺为主；内伤则先病他脏而后传肺，故肺为标。但咳嗽主要责之于肺。故"五脏六腑皆令人咳，非独肺也"（图2-1）。

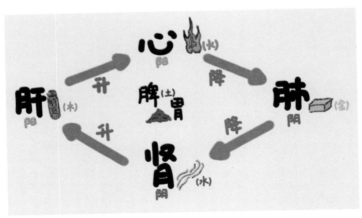

图2-1　五脏

有以下两重含义：咳不离乎肺，然不止于肺。

1. 咳不离乎肺

咳是肺病的主要见症。"肺之令人咳"把咳与肺联系在一起，明确了咳与肺的关系。"肺之令人咳"，因肺位居上焦，为五脏之华盖。外合皮毛，开窍于鼻，主气司呼吸，主宣发肃降。肺为娇脏，不耐寒热。外邪侵犯人体，从口鼻、皮毛而入，影响肺主气、司呼吸之功能，肺气不畅，呼吸不利，发为咳嗽。正如张景岳云："咳嗽虽多，无非肺病。"

2. 咳不止于肺

"五脏六腑皆令人咳"，不能简单理解为除肺咳外，其他脏腑会直接出现咳嗽。而是咳嗽虽为肺之本病，但在病变情况下，若其他脏腑功能失调，影响肺气的宣降都有可能发生咳嗽。《内经》云："五脏各以其时受病，非其时，各传以与之"，这是从天人相应的观点出发来讲的。人体与四时季节相应，五脏各有其主时，如"乘春肝先受邪，乘夏心先受邪，乘秋肺先受邪，乘至阴脾先受邪，乘冬肾先受邪"，因而五脏若各在一定的时令感受邪气，均可引起相应内脏受伤而发病。内脏受损，而后传于肺脏，肺失宣降而生咳嗽。

《内经》还根据脏腑与咳嗽的病理关系分述了五脏咳与六腑咳的特点，五脏咳证，是指邪犯各脏经脉，使各脏经脉气血逆乱，并出现相应的咳证。肺咳：《内经》言："肺咳之状，咳而喘息有音，甚则唾血。"心咳：《内经》言："心咳之状，咳则心痛，喉中介介如梗状，甚则咽肿，喉痹。"肝咳：

中医谈养肺护肺

《内经》言："肝咳之状，咳则两胁下痛，甚则不可以转，转则两胁下满。"脾咳：《内经》言："脾咳之状，咳则右胁下痛，阴阴引肩背，甚则不可以动，动则咳剧。"肾咳：《内经》言："肾咳之状，咳则腰背相引而痛，甚则咳涎。"六腑咳证：《内经》言："五脏之久咳，乃移于六腑。"胃咳：咳而呕，呕甚则长虫出；胆咳：呕胆汁；大肠咳：咳而遗失；小肠咳：咳而失气，气与咳俱失；膀胱咳：遗溺；三焦咳：咳而腹满，不欲饮食。

从疾病传变角度来讲，人是一个有机的整体，五脏六腑之间是相互关联、互相影响的。咳虽为肺之主要病证，但从整体角度来看，肺与五脏六腑关系密切。肺，受百脉之朝会，故其为脏之长，为心之盖，他脏腑发生病变，均会波及于肺，导致肺气上逆而咳。故张志聪注云："肺主气而位居尊高，受百脉之朝会，是咳虽肺证，而五脏六腑之邪皆能上归于肺而为咳。"

综上所述，在临床上遇到咳证时，必须结合四时，运用"五脏六腑皆令人咳"的理论为指导，根据"肺不伤不咳、脾不伤不久咳、肾不伤咳而不喘"的论述，既要抓住主症，又要重视兼症，认真分析是直接肺咳，还是间接肺咳；若为间接肺咳，其根本何在？通过整体辨证，找出病因、病位及其传变关系，采取相应的治疗措施，从而达到预期的目的。不能见咳止咳，见咳治肺。

五脏咳治法心要

咳嗽是肺系疾病的主要症状之一，临床多见。医者对此均有一定的治疗经验。就个人的体会而言，治疗此证，易者极易，难者极难。易者药到病除，难者久治不愈，故历代医家均认为咳嗽是难治病证之一。究其难治之因，或因病因复杂多变，或因体质因素，或因兼证各异等。因其兼证不同，在中医古典文献《素问·咳论》中就有五脏咳的专篇论述。但《内经》中对五脏咳的症状描述欠详，更未涉及方药。后世医家在此基础上，继有阐述和发挥。如在《诸病源候论》（隋·巢元方等，撰于 600 年）、《杂病源流犀烛》（清·沈金鳌撰，刊于 1773 年）、《费伯雄医案》（清代）等著作中，对五脏咳的病因、症状及其治疗方药等，均做了较为详尽的叙述。故医者治咳、不可见咳治肺，当结合临床具体见症，除重视八纲分析辨证外，还当重视从五脏辨证而治之。因时、因病、因人制宜，法随证设，方因证变，药因人施。现就五脏咳的辨证施治加以分述。

（一）肺咳

《素问·咳论》（以下简称咳论）指出："肺咳之状，咳而喘息有音，甚则唾血。"至于肺咳与他脏咳嗽的不同之处，个人认为在于：①病因以外感居多；②早期常伴有寒热鼻塞等表证；③病程长短不一，或反复发作；④病位主要在肺，往往不伴（或很少伴）有他脏见症。治法重在解表宣肺，用药或温或凉或润，总以辛散为主。表证一解，若夹伏饮、痰浊不化，治当温化痰饮，或清化痰热，随证立法。其常用方药，医者明之，无须赘述。然而有三点须加以说明。

治风热（或风燥）咳嗽时，当重视审察咽部。因咽为肺之门户，风热（或风燥）犯肺，致气管炎与急、慢性肺炎并作，临床表现为应声期频作，敛语不得，咽或痛（或不痛）。治疗此证，如单纯着眼于肺，投以麻杏石甘之剂，往往少用薄荷、蝉衣、桔梗、甘草、射干、赤芍、马勃、连翘、银花、牛蒡子、芦根。津伤者，加南沙参、天花粉；病程久，去薄荷，加诃子或五倍子敛肺，每收佳效。

治过敏性咳嗽与燥咳有区别。过敏性咳嗽除干咳无痰（或少痰），咽干，舌红少苔外，常有如下特点：①呈阵发性呛咳；②或伴有过敏性鼻炎；③或闻异味即咳；④或有季节性发作史；⑤用抗过敏药或 β_2 激动剂治疗常有效等。治疗此类咳嗽，除用沙参、麦冬、阿胶、乌梅、天花粉养阴润肺，炙马兜铃、桑白皮、白前清降肃肺外，常加蝉衣、僵蚕、钩藤、炙地龙、蜈蚣、全蝎、生甘草等祛风抗敏解痉镇咳。临床用之，每收佳效。

治外伤咳嗽，重在化瘀和络。偶因外伤跌仆，肺络受损，瘀血内停，致咳逆上气者，可用双仁丸（桃仁、杏仁）或桃红四物汤加肺药治之。《世医得效方》当归饮："治男子因打损负重……或咳血，或至紫黑，宜用此药，去心肺间瘀血"，药用苏木、生地黄、当归、大黄、赤芍（上药为末，酒调服，得利去瘀即止。服养营汤调理）。瘀祛络通，肺气和降，则咳嗽自止。《丹溪心法》又裁："肺胀而咳，或左或右不得眠，此痰夹瘀血碍气而病……四物加桃仁治之。"

（二）脾咳

脾咳的症状，《咳论》虽有论述，但后世医家叙述更详，如《医醇賸义》指出："脾经之咳，胸满痰稠，食少体倦。"《症因脉治》又载："脾经咳嗽之症，咳而右胁下隐隐作痛，痛引心脾，神衰嗜卧，面色萎黄，腹胀黄肿，身重不可以动，动则咳剧。"金·刘完素谓："咳谓无痰而有声，肺气伤而不清也；嗽是无声而有痰，脾湿动而为痰也；咳嗽谓之有声有痰，盖风伤于肺气，动于脾湿，咳而为嗽也。"因此，咳嗽痰多易咯，嗽之即出，或痰有甜味，或苔腻，以及纳少倦怠，便溏浮肿等，为脾咳之特征。因脾为生痰之源，肺为贮痰之器。故脾咳之因，多为饮食不节，喜食肥甘，嗜酒好茶，滋湿生痰；或因劳力伤脾（气），或因素体不健，后天失调，或因久咳，肺病及脾，致脾虚生痰，上逆而咳。

脾咳治则，《柳选四家医案》指出："实脾土、燥脾湿，是治其本也。"临床当审其标本虚实及其主次而治之。如咳嗽痰多、色白质黏易咯，苔白腻，标实见症明显者，恒用平胃散合杏苏二陈汤，燥湿化痰治之；若白痰夹沫者，舌苔白用六安煎（二陈汤加杏仁、白芥子、生姜）加减，温化痰湿；如痰（或苔）黄白相兼者，此乃湿郁化热之象，用三子养亲汤或杏苏二陈汤加杏仁、冬瓜子、佛耳草，或桑白皮、炒黄芩，温清并用，化痰肃肺。若脾虚明显，或久咳不已，治则宗丁甘仁"必须培土，以生肺金"之法。《临证指南医案》指出："从来久病，后天脾胃为要，咳嗽久非客症，治脾胃者，土旺以生金，不必穷究其嗽。"《王旭高医案》亦谓："疗久咳必先顾其胃气，未有胃不顺而咳可愈者。"因此，脾虚气弱者多用六君子汤，健脾化痰，以杜生痰之源；若脾阳不振者，用理中化痰丸加味温中健脾、化痰止咳、肺脾同治；如肺脾（胃）气阴不足，咳嗽有痰，舌红苔净者，可用《金匮》麦门冬汤加肺药，气阴并补，润燥兼施；又有舌淡少苔、营土不足，肺有痰浊者，宜仿费伯雄半夏秫米汤化裁，药用当归、白术、茯苓、苡仁、法夏、陈皮、姜汁等养营健脾化痰治之。

此外，治脾咳，除药饵之外，当重视饮食调养，脾土一旺，痰源自绝，则咳嗽自愈。

（三）肝咳

肝主升，肺主降。肝肺以脉相连。《灵枢·经脉》曰："肝足厥阴之脉……其支者，复入肝，别贯膈，上注肺。"二者从生理到病理，密切相关。肝咳之状，《咳论》指出："咳则两胁下痛，甚则不可转，转则两胁下满。"《病因脉治》又谓："肝经咳嗽之症……或寒热往来，面青色筋急。"因此，肝咳的临床特征为：咳嗽伴胁痛，或口苦，性急易怒，头昏或痛，或往来寒热，或妇女经前期咳甚，脉弦等肝经见症。《万病回春淋》："自古咳嗽十八般，只有邪气入于肝。"《费伯雄医案》又谓："肝胆上升，肺胃不和，不时呛咳。"因此肝咳之因，或因情志不悦，肝郁失条，气火上扰；或阴虚阳旺，或外感，邪郁少阳等，大凡肝经气火，风阳上干于肺，肺失肃降之权，皆可致咳。此亦"木叩金鸣"之理也。

肝咳治疗，《医宗必读》谓："肝咳，小柴胡汤主之。"然而，当辨气火与风阳偏盛而用药。如肝气失条，咳嗽胁痛，妇女经期咳甚，脉弦等，宜投四逆散，逍遥散加肺药治之。如气郁化火者，上述见症伴口苦、舌红或痰中带血等，用丹栀逍遥散加桑白皮、杏仁、黛蛤散等，清疏（肝）解郁，肃肺止咳。肝气条达，郁火一清，肺气顺降，咳逆自平。若咳嗽伴寒热往来等症，此属邪郁少阳，枢机不和，可仿《伤寒论》："伤寒五六日中风，往来寒热，胸胁苦满，默默不欲饮食，心烦喜呕……或咳者，小柴胡汤主之。"夹饮者加干姜、五味子和解化饮；夹痰热者，加瓜蒌、贝母和解肃肺。另外《叶天士医案》亦有："少阳郁热，上逆于肺，症见两寸脉大、咳甚脘痛、头胀、喉痒，应先解木火之郁，以蒿芩清胆汤主之。"此病虽在肺，治从少阳，取旁路调节之理也。若干咳无痰，伴舌红少苔，脉弦等症，可宗《柳选四家医案》："干咳无痰，是肝气冲肺，非肺本病，仍宜治肝，兼滋肺气可也"，药用当归、川连、白芍、乌梅肉、牡蛎、茯苓、桑皮、南沙参、麦冬、甘草等治之，临床验之，颇收佳效。如属高血压等患者，咳嗽痰少，头昏或痛，或伴恶心，此乃水不涵木，肝阳化风上升，肺胃不和。治宜滋水平肝，肃肺和中，药用地黄、羚羊角、白芍、钩藤、桑皮、桑叶、大贝母、杏仁、沙参、竹茹、枇杷叶之类。总之，肝为刚脏，体阴用阳。肝体不足，阳用有余，上干肺金，治当体用兼顾，肝肺同治，气火风阳一平，肃降之职自复，咳嗽自宁。

（四）肾咳

肺为气之主，肾为气之根。肺肾金水相生，为母子之脏。肾咳之状，《咳论》指出："咳则腰背相引而痛，甚则咳涎"。《素问·宣明五气篇》："五脏化液，心为汗，肺为涕，肝为泪，脾为涎，肾为唾。"《嵩崖尊生书》载："肾咳，腰背相引而痛、舌本干，咽作咸，痰黑。"《丁甘仁医案》谓："痰味咸，肾虚水泛为痰，勿拘见咳而治肺也。"陈修园认为："痰源于肾，动于脾，贮于肺"，故医书又有"脾肾为生痰之源，肺胃为贮痰之器"之说。《医学真传》云："若气上冲而咳，是肝肾虚也"，又曰："肾气从中土上冲，上冲则咳，此上冲之咳，而属于肾也"。《诸病源候论》曰："肾咳，咳则耳聋，无所闻。"因此，凡咳嗽、咯痰如涎、如唾、味咸，色黑或咽部觉咸，或动则喘息，或耳聋失听，或腰痛腿软等，皆为肾咳之候。至于肾咳之因，多为咳嗽日久，肺虚及肾，或因房劳伤肾，或因年老体弱，肾气亏虚，或冲气上逆所致。故《仁斋直指方》指出："肾气亏虚，下元不固，藏纳失职，气不归窟，致气升上逆，或阴损于下，则孤阳浮于上，虚火上炎，或阳虚水泛为痰，上逆于肺致咳致喘也。"

治疗肾咳，重在补肾。《王旭高医案》云："见痰休治痰，见血休治血，喘生毋耗气，遗精勿渗泄，明得此中趣，方是医中杰。"《景岳全书》指出："凡治劳损咳嗽，必当以壮水滋阴为主，庶肺气得充，嗽可渐愈。"《傅青主男科》谓："久病痰多，切不可作脾湿生痰论之，盖久病不愈，未有不因肾水亏损者也，非肾水泛上为痰，即肾火沸腾为痰。"因肾为水火之脏，内寓真阴真阳，故补肾有阴阳之别。如肾气（阳）不足，咳嗽（或伴气喘等），咯痰味咸或有黑者，此乃肾水上泛所致。《柳选四家医案》指出："补肾纳气，水不泛而痰自化。"张景岳谓："肾虚有痰浊者，金水六君煎治之（二陈汤加熟地、当归）。"熟地最能消虚痰，以其能填补肾气，而化无形之痰也，莫嫌滋腻而弃之。若咯痰如涎、唾，选用《费绳甫医案》中"黑地黄丸"（苍术、熟地、干姜、五味子、枣肉丸）加减，益肾温化痰饮治之亦切；如因肾阳不足，五更鸡鸣咳嗽者，有用四神丸治疗的报道。若咳嗽时作，动则喘甚，苔薄白，舌淡，脉弱等，肾气（阳）不足者，自拟方五紫培元煎（紫河车、紫衣核桃肉、紫石英、紫丹参、紫苏子或紫菀）加党参、熟地温补益肾治之，疗效称佳。如舌红少苔，或入暮咳甚者，多属阴虚火动，上干于肺，治宜壮水滋阴、补肾纳气。《王旭高医案》指出："午后嗽，多阴虚火动，痰黑黏滞，六味作汤。"故临床常用参麦地黄汤加磁石、五味子等药益气养阴补肾纳气治之，而人参蛤蚧散及蛤蚧定喘胶囊亦可选用治之。

（五）心咳

心主血脉，肺主气朝百脉，二者同居上焦，且以脉相连。《灵枢·经脉》载："心手少阴之脉……其直者，复从心系却上肺。"《医贯》又谓："肺之下为心，心有系络上系于肺。"心咳之状，《咳论》指出："咳则心痛，喉中介介如梗状，甚则咽肿喉痹。"此外，咳嗽伴有舌痛（或肿）心烦、失眠、心悸等心经症状者，皆为心咳之证。其病因，《医门法律》指出："暑湿之邪，皆足令人咳也"及"有因劳其心而致咳"者，《证治汇补》："劳神伤心，咳而咽干，咯血"，《三因极—病证方论》又云："喜伤心者……为心咳。"因此，暑热外感，引动心火；情志内伤，营阴暗耗，心火亢旺，上炎肺金，以及久病心肾阳虚，肺失温煦或水气凌心射肺，均可致咳。

心咳之治，因暑热外感者，《丹溪心法》指出："咳嗽，夏是火气上炎，最重用黄连"。《嵩崖尊生书》又谓："夏咳，痰火逼肺，无黄连不愈。"宗此说，吾治夏令咳嗽，伴口渴，心烦，及寒热身痛等表证著者，用黄连香薷饮加味；如表证不著，《医学心悟》指出："若暑气伤肺，口渴心烦，溺赤者，其症最重，用止嗽散加黄连、黄芩、花粉以直折其火也"。

师其意吾常用黄连止嗽散加桑皮、杏仁、益元散、枇杷叶、芦根等；若口黏、苔腻，为暑邪夹湿，当用方中加藿香、佩兰、杏仁、苡仁、通草、鸡苏散之类，清暑化湿，肃肺止咳；如暑热伤气，咳嗽，烦渴多饮，汗多，用泻白散、白虎加人参汤或竹叶石膏汤化裁；伴便秘者，宜宣白承气汤肃肺通腑治之；若因劳心过度，营阴耗伤，水不济火，心火上炎，咳嗽，心烦，失眠，可移用黄连阿胶汤合补肺阿胶汤加减治之，意在泻南补北，清润肃肺；若心阳不足，咳嗽，心悸，舌淡，苔滑，脉细缓或细数，或有歇止者，可仿《普济方》"桂心汤"（人参、桂心、茯苓、麻黄、贝母、远志、甘草）及"细辛附子汤"（炮附子、细辛、人参、石菖蒲、五味子、姜、甘草）增减治之；如若病久，饮邪化热，寒热虚实夹杂，症见咳喘、痰黄夹沫、心悸、浮肿等，选用《金匮》薏苡附子败酱散、木防己汤及泽漆汤化裁，寒温并用，消补兼施治之，颇为贴切。

综上所述，咳嗽因伴五脏不同见症，而冠以不同病名。又因其病因及脏腑病位不同，治法各异。充分体现了中医治疗咳嗽重视辨证施治。然在治疗五脏咳时，常加肺经药，此因五脏六腑皆令人咳，非独肺，亦不离乎肺之理也。

第二节 "起风了"就咳嗽，
儿童咳嗽常见于哪些疾病？

咳嗽是小儿最常见的一种疾病，尤其是在起风的季节，小儿对天气变化尤为敏感，有的小孩子只要稍一吹风就会咳嗽发热，让很多家长头疼，今天就让我们一起看看，究竟是为什么！

（一）病因

1. 内因

基础：小儿脏腑娇嫩，形气未充，肺常不足。

这句话怎么理解呢，就好比小树苗还没有长成参天大树的时候，是柔弱的，经不起风吹雨打，小儿也是一样的，还没有长成大人的时候，肺是柔弱的，容易感受外邪。

2. 外因

风、寒、暑、湿、燥、火这六种邪气。

就好比小树苗在生长过程中，会遭遇病虫害一样。小孩子在生长过程中也会遇到"病虫害"，我们把它称为六淫，这其中，又以风为主邪，风素有"为百病之长"的名号。

3. 内伤

就好比小树苗基因不好、不耐干旱、生长缓慢等，其实这就是小孩子别的生理系统生病了，久而间接导致咳嗽。

综上可知，起风了小儿就会咳嗽，正是上述三方面原因共同作用的结果。既然知道了引起小儿咳嗽的原因，那我们是不是就可以针对性地预防或者治疗了呢？答案是肯定的。古代医者就是从这些方面着手来防治小儿咳嗽的，并为后世留下了许多行之有效的药方。

（二）防治

1. 外感咳嗽

（1）风寒咳嗽，主症：咳嗽、白痰、流清涕、畏寒、舌淡、苔白。

汤药：杏苏散。

中成药：风寒咳嗽颗粒、小青龙颗粒、通宣理肺口服液等。

（2）风热咳嗽，主症：咳嗽、黄痰、黄涕、口渴、舌红、苔黄。

汤药：桑菊饮。

中成药：急支糖浆、肺力咳合剂、桑菊感冒片等。

（3）风燥咳嗽，主症：干咳、少痰、咽干、鼻干、舌红少苔。

汤药：清燥救肺汤。

中成药：川贝枇杷糖浆、蛇胆川贝枇杷膏、秋梨润肺膏等。

2. 内伤咳嗽

（1）痰热咳嗽，主症：反复咳嗽，黄痰多，小便少，大便干，舌红，苔黄腻。

汤药：清金化痰汤。

中成药：二母宁嗽丸、清肺化痰丸、橘红丸等。

（2）痰湿咳嗽，主症：反复咳嗽，白痰多，纳差，舌淡，苔白腻。

汤药：二陈汤。

中成药：二陈丸、橘红痰咳液、桂龙喘咳宁片等。

（3）气虚咳嗽，主症：反复咳嗽、气短懒言、语声低微、纳谷不香，舌淡，少苔。

汤药：参苓白术散。

中成药：人参保肺丸、补肺丸、润肺止嗽丸等。

（4）阴虚咳嗽，主症：反复干咳、少痰、咽干、盗汗、手足心热，舌红少苔。

汤药：沙参麦冬汤。

中成药：罗汉果止咳糖浆、百合固金口服液、养阴清肺丸。

（三）预防及护理

适当增加户外活动，加强体育锻炼，增强体质。

避免感受风邪，注意保暖，预防各种感染性疾病。

避免与煤气、烟尘等接触，减少不良刺激。

少去公共场所，少与咳嗽患者接触。

平时适当食用梨和萝卜，对咳嗽起到一定的预防作用。

对孩子要加强生活调理，饮食适宜，保证睡眠，卧室要安静，空气要清新。

第三节　林妹妹的咳嗽

《红楼梦》小说第四十五回写道："黛玉每岁至春分、秋分之后，必犯旧疾；今秋又遇着贾母高兴，多游玩了两次，未免过劳了神，近日又复嗽起来，觉得比往常又重，所以总不出门，只在自己房中将养。"（图2-2）这段描写告诉我们，林妹妹的咳嗽有季节性特点，容易在每年的春分、秋分之后

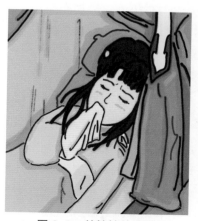

图2-2　林妹妹的咳嗽

咳嗽，根据传统历法春分一般在二月下旬，秋分一般在八月下旬。二月是桃花、樱桃花、杏花、郁金香、梨花等的花期，八月则是瓜果成熟的季节，因此在这两个季节容易咳嗽的患者多半是对花粉或瓜果敏感，医学上称为咳嗽变异性哮喘，这类患者多表现为刺激性干咳，伴有喷嚏、鼻痒、喉咙痒的特点，经常被误诊为咽喉炎或支气管炎，患者靠口服抗生素等药物来缓解症状，但各种药吃了不少，咳嗽仍旧反复发作。这个时候若到医院看病的话，医生会推荐患者做一个吹气的试验，叫作肺通气功能检查，通过这个检查就可以明确是不是得了咳嗽变异性哮喘。

如何防治咳嗽变异性哮喘呢？林妹妹的做法是正确的，即"总不出门，只在自己房中将养"，这样就尽量避开了这些使她过敏的东西。还有一种方法就是脱敏疗法，具体做法是先确定使你咳嗽的过敏原，然后将过敏原制成由低到高不同浓度的制剂，通过皮下注射或滴鼻反复刺激，剂量由小到大，浓度由低到高，这样就使患者逐渐耐受该过敏原而不产生过敏反应，但这个方法比较复杂而且有一定的风险。最后就是药物治疗，常用的方法是吸入糖皮质激素和支气管扩张剂，在医生指导下坚持用药的话一般就不再出现咳嗽症状了。

小贴士：长期咳嗽的患者如果符合以下6个特点，就应警惕咳嗽变异性哮喘：（1）咳嗽持续或反复发作＞1个月，痰少，运动后加重，但无喘息发作；（2）症状多发生于凌晨、夜间或就寝时；（3）季节性发病或接触刺激性气味即出现憋气、呛咳难忍等气道高反应性症状；（4）排除其他慢性呼吸道疾病；（5）经抗生素及对症治疗＞2周症状无改善，而抗过敏及用支气管扩张剂有效；（6）伴下列一项或多项变态反应性疾病或病史、既往有过敏性鼻炎或过敏性气管炎史、外周血嗜酸粒细胞增高或血清免疫球蛋白E＞200 mg/L、痰中发现大量嗜酸粒细胞、皮肤过敏原试验阳性、哮喘家族史；（7）支气管舒张试验或激发试验阳性，或24小时峰值呼气流速变异率阳性。

第四节　看痰辨病色为先

痰是肺分泌出来的黏液（图2-3），这些黏液能吸附肺

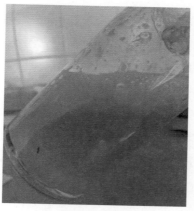

图2-3　痰液

中的脏东西比如尘埃、细菌等，最后通过咳嗽被排出体外。当你出现呼吸系统疾病的时候，你会发现痰液变多了，与此同时，痰的颜色也发生了很大的变化。咳痰颜色不一样，疾病也不一样，比如风寒咳嗽初期，多为白稀痰，这种白稀痰往往代表受到的刺激还比较"单纯"，大多是病毒性感染；随着时间延长，痰的颜色变黄变黏稠，这表示已经受到了细菌性感染。有时候还可以根据痰的颜色预测出具体的细菌。黄色脓性痰液：多见于肺炎、支气管炎、肺脓肿或支气管扩张导致的继发性感染，相较白色黏性痰液，炎症较重。黄绿色痰：由一种特殊的细菌——绿脓杆菌感染引起，出现这种颜色的痰应尽早去医院做痰培养，查明原因。铁锈样痰：大叶性肺炎的痰色为铁锈样，多伴有呼吸困难、胸痛等症状，多是由肺炎双球菌、葡萄球菌及肺炎杆菌引起。血性痰：可分为几种情况：一种是痰中带鲜红血丝，多见于肺结核或支气管扩张，有时咽部有炎症时也可出现这种情况；第二种是黑色血痰，多见于肺梗死；第三种是粉红色泡沫样痰，见于肺水肿。另外，如果长期痰内带血或伴有胸痛、乏力、消瘦的症状，要警惕肺癌的发生。果酱样痰：提示肺部寄生虫疾病，如肺吸虫病；阿米巴肺脓肿也会出现这种情况，去医院验血即可查明原因。灰色或黑色痰：吸入灰尘过多会咳出灰色痰，长期接触碳粉、煤末、石灰等，会导致肺尘埃沉着症。异味痰：肺部感染厌氧菌时，咳出的痰味道会很臭。砖红色黏冻样痰：提示肺炎杆菌肺炎，一般较为少见。除此之外，痰的颜色变化还可以评估治疗的效果，如痰的颜色由白变黄，说明炎症在加重，反之说明炎症得到了控制。

有五种方法帮助你轻松排痰：(1)"湿"法：以"超声雾化"为主要形式湿化气道，使水分及药物能靶向抵达终末细小支气管，促进痰液咳出。(2)"翻"法：勤帮患者翻身。(3)"拍"法：叩击排痰分为手动排痰和机械排痰两种，是通过叩击患者胸或背部来间接振动附在肺泡周围与气管壁的痰液，以松动痰液，诱发排痰。(4)"咳"法：不论患者采用何种方式辅助排痰，建立正确有效的咳嗽机制都是十分必要的，由自体发起的有力咳嗽动作不仅能起到排痰作用，还能帮助患者改善通气，保持呼吸道通畅。(5)"药"法：对于使用上述方法仍然无法排出痰液的患者，可在医生处方指导下使用祛痰药物，但严禁将祛痰药与强效镇咳药合用，避免痰液堵塞气管。根据痰的颜色还有利于中医进行辨证论治，中医将痰分为寒痰、热痰、燥痰和湿痰，各自特点如下：痰白清稀者，多属寒痰；痰黄稠有块者，多属热痰；痰白稀量多，容易咯出者，多属湿痰；痰少而黏，难于咯出者，多属燥痰。按照上述痰的特点可分别采取温化寒痰、清热化痰、燥湿化痰和润肺化痰等治疗。

第五节 "痰"判的技巧

一、中医对痰的认识

（一）痰的定义和概念

痰是气道在各种致病因素的作用下，刺激气道所产生，并随咳嗽由气道排出的病理产物，也就是脏腑的病理产物。痰是一种病态的现象，痰液中包含了黏液、异物、病原微生物、各种炎症细胞及坏死脱落的黏膜上皮细胞等成分。它可刺激呼吸道黏膜引起咳嗽，并会加重感染。但应该强调是因咳嗽由气道所排出的分泌物，而非鼻腔和咽喉部位，不伴有咳嗽所产生的分泌物。这种分泌物不是真正意义上的痰。

（二）痰的成因

中医学认为，脾为生痰之源，肺为贮痰之器。痰的产生主要与肺、脾两脏有密切关系。肺主气司呼吸，调节宗气（元气）的出入和升降。当外邪侵袭人体时，肺失肃降，水道通调障碍，精气必渍肺成饮，聚而成痰，就会出现咳嗽、喘不能卧等症；脾主运化水湿，如果湿邪侵犯人体，或思虑过度、劳倦内伤及饮食不节等，也会损伤脾胃，使其失去正常的运化功能，造成水湿内停、凝结成痰。

（三）痰的范围和划分

实际上，中医学中"痰"的范围非常广泛，有广义和狭义之分，包括了"有形之痰"和"无形之痰"。有形之痰就是指呼吸道分泌、咳吐而出的痰液。此外，有些疾病如眩晕、高脂血症、恶心呕吐、心悸气短、神昏或癫狂等病证也可能由痰引起。但这种看不见的痰，被称作无形之痰。下面就有形之痰（也就是狭义上所指的具体的痰）进行划分，大体上"有形之痰"可分为寒痰、热痰、风痰、湿痰及燥痰。

二、辨痰的技巧

黄黏痰：属风热，多为革兰阳性球菌如金黄色葡萄球菌感染。不论新感或旧病新发作者均可用麻杏石甘汤加减治疗，也可用清金化痰汤或桑皮汤加减治疗。中成药可选用金荞麦片、蒡贝胶囊或肺力咳合剂等。

白黏痰：主脾虚，多见慢性支气管炎，如果痰量增多提示革兰阴性菌感染。痰稠不易咳出者，可用二陈汤或三子养亲汤加瓜蒌仁、海浮石等治疗。

稀白痰：属寒湿，多见于风寒感冒和哮病之寒哮。可用射干麻黄汤或小青龙汤加减治疗。

泡沫痰：多见于慢性支气管炎、肺气肿，可用小青龙汤加减治疗。

痰黏胶着抽丝或结块或老痰不化：注意排除肺部癌性病变，辨证治疗的同时，可用涤痰汤加海浮石、远志、海蛤壳等治疗。

咸味痰：主肾虚，多属肾水不摄，津液上泛所致。可采用补肾健脾之金水六君煎加减治疗，重用熟地 30 克。

腥臭浓痰（图 2-4）：多见肺脓肿（肺痈），一般来讲，当感染厌氧菌时，脓痰有恶臭。

抗感染的同时，早期可用银翘散治疗，中期可用千金苇茎汤加减治疗。

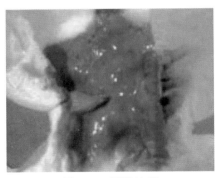

图 2-4　腥臭浓痰

痰带甜味：主脾虚，乃脾经痰湿留恋所致。痰甜而稀白者为寒湿之痰。痰甜而稠黄为湿热之痰。根据程门雪先生经验，无论寒湿或湿热之痰，凡是痰甜，均应适当加入陈皮、砂仁等芳香化湿之品，可以提高疗效。

砖红色痰：由肺炎克雷白杆菌引起的急性肺部炎症，呈红棕色胶冻样痰或砖红色痰，多见于老年、营养不良、慢性酒精中毒、已有慢性支气管－肺疾病和全身衰竭的患者。

铁锈色痰：一般考虑大叶性肺炎，为肺炎链球菌感染所致。早期可在抗感染的同时配合桑菊饮或麻杏石甘汤加减治疗，能明显缓解症状和缩短疗程。

黑色或灰色痰：多为长期抽烟，烟尘吸入所致，也可见于尘肺（煤肺多见）。可用矽肺宁等治疗。

黄绿色痰：多为绿脓杆菌感染，可见于支气管扩张等病。可用桑白皮汤或清金化痰汤加减治疗。

粉红色痰：急性肺水肿时，往往咳粉红色稀薄泡沫痰。可在综合治疗的同时加用芪苈强心胶囊等治疗。

果酱样痰：当肺吸虫病感染时多表现为棕红色果酱样痰。可用硫氯酚、吡喹酮（疗效高、毒性低、疗程短）。

咖啡样痰：肺阿米巴病往往咳咖啡样痰或巧克力色痰。多采用甲硝唑等药治疗。

三、区分痰的性质选用中药

用于寒痰和湿痰证的中药有半夏、天南星、白芥子、禹白附、桔梗、旋复花、白前、前胡、陈皮、款冬花等。

用于热痰证的中药有前胡、旋覆花、白前、桔梗、川贝母、浙贝母、瓜蒌皮、冬瓜子、竹茹、竹沥、天竺黄、海蛤壳、海浮石、胖大海等。

用于燥痰证的中药有川贝母、浙贝母等。

用于风痰证的中药有天南星、胆南星、禹白附、竹沥等。

用于顽痰证的中药有海蛤壳、海浮石、皂荚、礞石等。

四、饮食宜忌

①咳嗽患者，无问新久，均应谆谆告诫饮食宜忌。②饮食宜清淡，食用煎炸、香酥、肥甘如蔗糖之类最易产生热痰。③水果类摄食过多，易困脾助湿生痰，如食柑橘生痰。④忌食腌咸之品如酱油拌菜、咸菜、豆腐乳、腌肉等，其寒尤烈，食之必应。⑤忌食海鲜等辛发之品和辛辣之物，这也是治愈咳嗽的重要一环，不容忽视。

第六节　中医告诉你：哮与喘的区别

一、概念

哮（病）是一种发作性的痰鸣气喘疾患，发作时喉中哮鸣有声，甚则喘息不能平卧。

喘（证）是以呼吸困难，甚至张口抬肩，鼻翼翕动，不能平卧为特征，严重者可导致喘脱，可见于多种急慢性疾病。

二、区别

哮（病）相当于西医的支气管哮喘，俗称"齁病"。病程分为发作期和缓解期，哮病发作无定时，以夜间多见，发作时痰鸣有声，呼吸困难，不能平卧，至于病情的轻重、发作的频率、发作时间的长短，则因人而异。一般情况下，发作和缓解均迅速，多为突然而起，亦可有先兆症状，如鼻子喉咙瘙痒，喷嚏，流清鼻涕，呼吸不顺畅，胸中不适，情绪不宁等，继则咽塞胸闷，咳嗽，呼吸困难，喉中痰鸣有声，痰液黏稠量少，咳痰难出，严重者可见张口抬肩，目胀睛突，不能平卧，端坐呼吸，烦躁不安，面色苍白，唇甲青紫，大汗淋漓。

喘（证）是一种呼吸困难的症状，涉及多种急慢性疾病，除本身肺部病变所致外，也可由其他器官疾病影响于肺导致。喘的病理性质分虚实两类，实喘病位在肺，虚喘病位在肺肾。

三、联系

哮指身响而言，为喉中有哮鸣音，是一种反复发作的疾病；喘指气息而言，为呼吸困难，是多种急慢性疾病的一个症状；哮必兼喘，喘未必兼哮；哮久可发展为痰喘，此时哮可列入喘的范围。

四、建议

其实，即使老百姓对中医的哮与喘不能准确区分也不会影响其对疾病获得及时诊治的，因为哮与喘都会表现为一定程度的呼吸困难，而呼吸困难严重影响人的生活质量，从而被迫寻求医生的帮助。

第七节　气短到底"短"在哪里？

气短是指呼吸短促，上气不接下气。有些人在工作生活中，往往做一些简单的事情，如做家务活、爬楼梯，甚至走路后，就会气喘吁吁，出现张口呼吸的症状，难以再进行下去，表现为活动耐力下降。如果你过去爬三层楼不觉得气喘，现在爬一层楼却感觉呼吸困难，这就要引起重视。建议在发觉自己出现明显气短时，首选呼吸科或心内科就诊。那气短到底"短"在哪里呢？其实气短大部分原因是心肺功能变弱了，心肺功能包括循环血容量、心脏跳动强度即次数、肺容量降低导致供氧不足等。肺脏与心脏疾病是导致气短最常见的病因。

1. 肺气肿的气短

常因各种阻塞性肺部疾病。特点是缓慢起病，稍稍活动就气喘吁吁，常伴有咳嗽无力，痰咳不出等症状。

2. 肺部肿瘤引起的气短

长期吸烟者一旦突然出现不能缓解、进行性加重的气短，除了肺气肿，还应考虑肺癌引发的气短。

3. 肺栓塞性气短

下肢血栓性静脉炎或骨科手术后，脱落的血栓顺着血管栓塞肺部小血管。特点是突然发作，伴有胸痛、咳嗽，气短比较突然而明显。

4. 冠心病也有气短

常是不典型心绞痛的一种表现形式。特点是气短来去匆匆，每次发作时间短则数分钟，最长15分钟，含服抗心绞痛药如速效救心丸后，气短常戛然而止。

5. 自发性气胸的气短

特点是，多在大声、剧烈、连续的咳嗽时，猝然发作。这种气短起病急、发展快，应及时去医院救治。

6. 左心衰竭时有气短

多在各类心脏病或输液滴速较快时发生气短。特点是不能平卧，坐起来时气短症状便稍稍减轻，严重时伴有哮喘和咯粉红色泡沫样痰。

7. 贫血

贫血患者由于血液中红细胞携氧能力下降，因此组织无法获得充足氧气，也会造成气短。

8. 心因性气短

这种患者平时疑心病多，习惯了用深呼吸来缓解胸闷气短症状。这种人并没有器质性疾病，却总是迫不及待地"渴求"呼吸，结果也常因呼吸过度，出现精神紧张性气短样的过度换气症状群。

9. 精神紧张时会气短

因为大惊失色、过度换气，常有头晕、眼花、无力、手脚发麻的症状。

10. 肥胖性气短

这是一种负荷性气短。两肺因不堪体重超重的负荷，而无法从容地进行气体交换。减肥是从根本上改善气短的上策。

生活中一些简单的呼吸锻炼方式，可以增强肺功能，这里推荐两种方法：（1）缩唇呼吸：缩唇呼吸训练也被称为吹笛样呼气，先闭嘴用鼻子吸气默数"123"，再把嘴唇缩小做吹笛或口哨样缓慢呼气，默数"123456"。（2）腹式呼吸：肩膀放松，双手可放在腹部，吸气时最大限度地鼓肚子，暂停1~2秒；呼气时最大限度地收缩腹部，再暂停1~2秒，如此循环往复。

第八节 "会呼吸的痛"之胸痛意味着什么?

引起胸痛的原因有很多,人们比较熟悉的疾病有心绞痛,其胸痛特点是胸骨后方和心前区闷痛,可向左肩和左臂放射痛;更为严重的是心肌梗死,胸痛程度更为厉害,表现为压榨样痛,疼痛的时候伴随大汗淋漓,有濒死感;还有主动脉夹层引起的胸痛,表现为撕裂样痛,是疼痛程度最严重的胸痛。上述这些胸痛都是心血管疾病,所以一遇到胸痛,大家就理所当然地会想是不是心脏病引起的胸痛。其实有较多胸痛是呼吸系统疾病引起的,比如胸膜炎,这种胸痛的特点是隐痛或刺痛,深呼吸的时候疼痛明显,所以把这种胸痛称为"会呼吸的痛"(图2-5)。

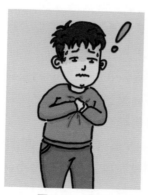

图2-5 胸痛

中医谈养肺护肺

　　某天，一位 40 岁的中年患者来医院门诊看病，他说 1 周前受凉感冒了，出现了发烧、咳嗽、右腋下胸痛，当时胸痛表现为针刺样疼痛，深呼吸及咳嗽时更加明显，他以为是感冒了，就到药店买了一盒阿莫西林胶囊和一盒小柴胡颗粒，吃了以后他感觉"好了"，不发烧，胸痛也减轻了很多，之后正常上班，但后来他觉得有点"出气不赢"，以前轻松就能爬上去的楼梯，现在很费力了，精神状态也差了很多，于是他就来医院了。接诊的医生听完他的叙述后就对他进行体格检查，拿着听诊器听了患者的心脏和肺部，心脏没什么异常，但右边肺部的呼吸音比左边低了很多，于是做了胸腔彩超，彩超显示右侧胸腔大量积液。医生告诉他需要住院治疗，办理住院后医生给他进行了胸腔穿刺，2~3 天时间就引流出足有 1000 毫升淡黄色胸水，把胸水引流出来后患者感觉轻松了很多，胸水化验显示是结核性胸膜炎，医生告诉他要服用抗结核药，经过 9 个月的治疗患者痊愈。

　　上面的病例是非常典型的胸膜炎发病和治疗过程，那为什么在发病过程中患者会觉得胸痛"好了"呢？这是因为正常人有两层胸膜，覆盖在肺脏上的胸膜称为脏胸膜，贴在胸壁上的胸膜称为壁胸膜，两层胸膜之间称为胸腔。正常人呼吸的时候，这两层胸膜会相互摩擦，为了减少摩擦胸膜会分泌少量的液体，5~15 毫升，主要是起润滑的作用。一旦胸膜发炎了就出现胸膜充血、水肿和渗出，这时候两层胸膜的摩擦增大就导致了胸痛，深呼吸的时候这两层胸膜摩擦更明显，所以深呼吸的时候更痛。待胸膜渗出增多时，壁胸膜与脏胸膜被胸水分开，胸膜摩擦减少，胸痛自然就减轻甚至消失，所以患者就以为病"好了"，但随着胸腔积液越来越多，把肺逐渐压瘪，患者就感觉"出气不赢"了。导致胸膜炎的病因有很多，其中结核性胸膜炎最常见，大部分结核性胸膜炎合并肺结核，所以胸水引流完毕后要检查肺部 CT，了解是否合并肺结核。一旦诊断为结核性胸膜炎，应进行正规抗结核治疗，如不经治疗，65% 的患者在 5 年内发展为活动性肺结核，甚至部分患者进展为结核性脓胸。

第九节　因咳嗽引发的血案，咯血常见于哪些疾病？

王爷爷 75 岁了，经常咳嗽，一受凉感冒就咳嗽明显，一咳嗽就痰多，有时候痰里面还夹带血丝，平常在家附近的诊所里面输消炎药就好些，家里人劝王爷爷去医院检查一下，王爷爷没当回事。有一天晚上，王爷爷洗完澡后感觉有点怕冷，然后出现发热、咳嗽咳痰，王爷爷就在家里吃了一包感冒冲剂，吃了后仍咳嗽不停，并咯大量鲜红色血痰，王爷爷感到全身乏力、头晕和站立不稳，家人急忙送王爷爷到医院急诊科，急诊科医生赶紧给王爷爷输止血药，并送放射科检查肺部 CT，结果显示为重度支气管扩张。王爷爷一直咯血不止，咯血量累计超过 500 毫升，医生认为药物难以止住咯血，建议王爷爷做介入手术，王爷爷一听要做手术就害怕不愿意做，后来医生告诉王爷爷这是微创手术，打局部麻醉就行了，风险小效果好，王爷爷就同意了。手术后王爷爷的咯血量逐渐减少，咯血也由原来的鲜红色变为暗黑色，医生告诉王爷爷这是之前咯血时遗留在肺里面的瘀血，不到1周王爷爷就不咯血，顺利出院了。

这个咳嗽引发的咯血差点要了王爷爷的命，其实咯血的风险还是很大的，特别是大咯血时血液从口鼻中如泉水样涌出，常可阻塞呼吸道，造成窒息死亡。在我国，引起咯血的首位原因是肺结核，其次是支气管扩张和肺癌。大部分患者刚开始是痰中带血，然后咯血量逐渐增多，最后发展成大咯血；还有些患者直接就大咯血，这个时候就非常危险了，要马上送医抢救。一旦出现大咯血，一定要告诉患者尽量将血咯出，有些患者因为紧张就憋住不咳，其实肺血管破了，不会因为你憋住不咳就不出血了，憋住不咳反而导致血停留在气道里面凝集成块，堵塞气道增加窒息死亡的风险。如果患者既往也咯过血，做过肺部CT，知道病变部位，当再次咯血的时候就侧卧睡，使病变部位在下，正常部位在上，比如是病变部位在右肺，那么就采取右侧卧位，使右肺在下，左肺在上；如果不知道病变部位，可采取头低足高的体位，这样有利于将血咯出。咯血的治疗基本上有三种方法：药物止血、介入止血和手术止血。一般先采取药物止血，如果药物止不住咯血，就可以考虑介入止血，介入止血是在大腿根部的股动脉穿入一根细管子，在 X 线引导下进入肺部支气管动脉，找到破裂的血管后注入栓塞剂，从血管里面将出血堵住，该技术风险较小，止血效果较好。有部分患者上述两种方法都做了，但仍然咯血不止，那就只能采取手术，把出血的肺叶切除。

咯血停止并不是万事大吉，需要针对咯血的病因进行针对性治疗，以防再次咯血，比如肺结核的患者需要抗结核治疗，支气管扩张的患者需要抗感染治疗，肺癌的患者需要抗肿瘤治疗。

第十节 有一种水肿，叫肺心病

去呼吸科就诊过的患者经常被问一个问题："脚肿不肿?"然后医生会卷起你的裤角查看双下肢是否有水肿。医生为什么要看下肢肿不肿？因为，有一种水肿，叫肺心病。尤其对于常年吸烟的老烟枪，反复咳嗽或气喘的中老年人，如果某天发现自己的双脚都水肿了，用手指按压有凹陷，就应该及时到医院挂号就诊。

现在来认识一下"肺心病"。

肺心病，全称为肺源性心脏病。主要是由于支气管－肺组织或肺动脉血管病变所致肺动脉高压引起的心脏病。根据起病缓急和病程长短，可分为急性和慢性两类。急性肺源性心脏病主要是由肺动脉主干或其主要分支突然栓塞，肺循环大部受阻，以致肺动脉压急剧增高、急性右心室扩张和右心室功能衰竭的心脏病。慢性肺源性心脏病是由于慢性支气管、肺、胸廓或肺动脉血管慢性病变所致的肺循环阻力增加、肺动脉高压，进而使右心肥厚、扩大，伴或不伴右心功能衰竭的心脏病。临床上以后者多见。本病发展缓慢，临床上除原有肺、胸疾病的各种症状和体征外，主要是逐步出现肺、心功能衰竭及其他器官损害的征象。病因方面，可见于以下几种。

老年肺心病的病因可分为4类：

（1）慢性支气管、肺部疾病最常见。慢性阻塞性肺病是我国肺心病最主要的病因。其他如支气管哮喘、重症肺结核、支气管扩张、尘肺、间质性肺疾病等，晚期也可继发慢性肺心病。

（2）严重的胸廓畸形如严重的脊椎后、侧凸，脊椎结核，胸廓成形术，严重的胸膜肥厚。

（3）肺血管病变如肺栓塞、特发性肺动脉高压等。

（4）其他神经肌肉疾病，如脊髓灰质炎、肌营养不良和肥胖伴肺通气不足，睡眠呼吸障碍等。

我国绝大多数肺心病患者是在慢性支气管炎或肺气肿基础上发生的。本病为长期慢性经过，逐步出现肺、心功能衰竭及其他器官损害的征象。按其功能的代偿期与失代偿期进行分述。

1.肺、心功能代偿期（包括缓解期）

本期主要临床表现为慢性阻塞性肺气肿。

表现为咳嗽、咳痰、喘息、活动后心悸、气短、乏力和劳动耐力下降。体检有明显肺气肿体征，由于胸膜腔内压升高，阻碍上腔静脉回流，可见颈静脉充盈，桶状胸，呼吸运动减弱，语音震颤减弱，呼吸音减低，呼气延长，肺底听到哮鸣音及湿啰音，心浊音界缩小，心音遥远，肝浊音界下降，肝大伴压痛，肝颈静脉反流征阳性，水肿和腹腔积液等，常见下肢水肿，午后明显，次晨消失。肺动脉瓣区可有第二心音亢进，提示肺动脉高压。三尖瓣区出现收缩期杂音或剑突下示心脏搏动，提示有右心室肥大。膈下降，使肝上界及下缘明显下移，应与右心衰竭的肝淤血征相鉴别。

2.肺、心功能失代偿期（包括急性加重期）

本期临床主要表现以呼吸衰竭为主，或有心力衰竭。

（1）呼吸衰竭：常见诱因为急性呼吸道感染，多为通气障碍型呼吸衰竭（Ⅱ型呼吸衰竭），低氧血症与高碳酸血症同时存在。低氧血症表现为胸闷、心慌、气短、头痛、乏力及腹胀等。当动脉血氧饱和度低于90%时，出现明显发绀。缺氧严重者出现躁动不安、昏迷或抽搐，此时忌用镇静或催眠药，以免加重二氧化碳潴留，发生肺性脑病。高碳酸血症表现为皮肤温湿多汗、浅表静脉扩张、洪脉、球结膜充血水肿、瞳孔缩小，甚至眼球突出、两手扑翼样震颤、头昏、头痛、嗜睡及昏迷。这是因二氧化碳潴留引起血管扩张、毛细血管通透性增加的结果。当严重呼吸衰竭伴有精神神经障碍，排除其他原因引起者称为肺性脑病。

（2）心力衰竭：肺心病在功能代偿期只有肺动脉高压及右室肥厚等征象，而无心力衰竭表现。失代偿期出现右心衰竭、心慌、气短、颈静脉怒张、肝大、下肢水肿，甚至全身水肿及腹腔积液，少数患者还可伴有左心衰竭，也可出现心律失常。

用大家能够理解的通俗语言总结一下，如果您总是有点咳嗽，或者爬楼、爬坡觉得气喘，走路都赶不上其他老朋友了；尤其是还有双下肢水肿，甚至夜间翻来覆去睡不着，觉得憋闷，可能您的心肺功能出了问题，记得去医院找呼吸科医生看一看。

提醒一下各位老烟枪，为了将来气不喘、脚不肿，您需要：①积极采取各种措施戒烟。②积极预防，如呼吸道感染、各种过敏原，有害气体的吸入等。③注意防寒保暖。④选择合适的体育锻炼方法，如打太极拳、散步等。

第十一节　中医如何看待"发热"？

讲到发热就不免与畏寒联系起来，中医有一首十问歌，流传甚广，第一句"一问寒热二问汗"，可见寒热在中医症状学中的重要性！人体为什么会有寒热的表现呢？这里有一个中医的最基本观念，叫作"天人相应"，中医认为天有寒热，而人生活在天地之间，自然也会有寒热的表现，通过自然的寒热情况人们可以了解气候变化，那么通过人体的寒热一样可以了解人体的健康状况。

（一）分类

正常人是不发热不畏寒的，中医称为平人，即阴阳调和之人，而人体一旦表现出了寒热，那就说明阴阳失调了，从阴阳关系上理解发热，可以把发热简单的归类为两类，分别是"阳盛则热"和"阴虚发热"，下面详细阐述两种发热的诊治。

1. 阳盛则热

人体属阳的部分多了，阳气太盛，故而发热。那么为什么人体的阳气会太盛呢？通过分析，一是外因，所谓外因，又叫外邪，讲的就是自然界中的风寒暑湿燥火六种邪气侵犯人体，人体奋而抗击，调动大量阳气，故而出现发热，这种发热是人体自我保卫的体现；二是内因，又叫内伤发热，多见于情志不畅、瘀血内阻、内湿停聚，其实就是人体的气血津液运行不畅，郁结壅遏化热而引起发热。

2. 阴虚发热

人体属阳的部分没有明显变化，而制约阳的那部分阴却不足了，就好比灭火的水太少了，火势就扩大了，进而引起人体发热，阴虚发热多是内伤所致，病程多较长，那么哪些算是内伤呢？主要为人体的气血精液受损，常见的有气虚发热、血虚发热、阴精亏虚发热等。

（二）治则

中医治疗发热有着独特的特色，不同于西医的退烧药、抗生素、激素等，根据阴阳失衡的关系，中医对于发热的治则是"实火宜清，虚火宜补"。阳盛引起的发热属于实火，应当用清热的治法，比如银翘散治疗外感风热，藿香正气液治疗暑热，逍遥散清肝郁之火，血府逐瘀汤退瘀血发热等。阴虚所致发热，应当用滋补阴液来退热的办法，比如气虚发热用补中益气汤、血虚发热用归脾汤、退虚热用清骨散等。

（三）客观看待发热

适当发热有助人体抵御外邪，纠正阴阳失衡，可是反复出现发热不退，人体阴阳失调过久，反会伤阴，进而引起多种病症，临床可见长期发热患者多是阴阳两虚，病症复杂，治疗的难度也会增加，所以一旦在家中出现发热不退的现象就要及时就医，以免贻误病情。

（四）中西治疗发热各有千秋

中医诊治发热，通过宏观角度，运用哲学分析方法，以调和阴阳、扶正祛邪为指导思想，似慢实快，疗效突出，且安全、副作用小。西医诊治发热通过微观方法，以病原体、细胞组织等为基础，诊断明确，感染性疾病疗效较好，然而抗生素过于寒凉，未免不伤人正气，且无扶正的理念，非感染类疾病疗效欠佳，且尚有很多不明原因的发热，西医目前也处于认识阶段。所以，综合运用中西医诊治发热，以中医治疗为主，西医辅助诊断，可以取得良好的效果。

第十二节　谁在半夜盗走了你的汗？

出汗为人体的生理现象。在天气炎热、穿衣过厚、饮用热水、情绪激动、劳动奔走等情况下，出汗量增加，此属于正常现象，但是在休息或睡觉状态下出汗就不正常了。

中医将入睡后出汗，醒来后汗止，称为盗汗，亦称为寝汗，有时候出汗较多，把床褥都渗湿了，老百姓称为"脱阴"。《明医指章》描述为"盗汗者，睡而出，觉而收，如寇盗然"，就好像有盗贼在三更半夜悄悄地偷走了你身上的汗。

中医对汗有独特的认识，明确指出汗液为人体津液的一种，并与血液有密切关系，称为血汗同源，所以古人认为盗汗属血虚、阴虚，引起盗汗的常见证型为阴虚火旺，除了盗汗之外，一般还会有面颊潮红，手脚心热，午后潮热、口渴、心烦失眠，小便黄等伴随症状。有部分人因体内湿热太重也可以引起盗汗，伴有面红口苦，小便黄、眼睛发黄，甚至汗液也黄。中医认为汗为心之液，由体内精气所化，所以出汗不可过多。若出汗持续时间较长，特别是盗汗，常发生精气耗伤的病变，出现精神差，全身乏力，不思饮食等症。

现代医学认为盗汗的主要原因是自主神经功能紊乱，自主神经又称为植物神经，简而言之这类神经比较独立，不怎么受大脑控制，它分为交感神经和副交感神经，交感神经兴奋就会使得汗腺分泌增多，表现为出汗，而副交感神经兴奋就会使得汗腺分泌减少，出汗停止。这两种神经就像一对冤家，彼此看对方不顺眼，相互对抗；而且它们还有一个特点就是具有时间节律性，交感神经一般白天工作，晚上休息；副交感神经则是夜猫子，晚上工作，白天休息。所以，当自主神经受到外界的干扰后就出现功能紊乱，比如交感神经晚上兴奋，就表现为夜间出汗。导致盗汗的疾病有：结核、甲亢、糖尿病、高血压病、淋巴瘤、更年期综合征或大手术后等，所以一旦出现盗汗就需要系统的检查，可做血常规、血沉、甲状腺功能、胸部 X 线或 CT、血糖等检查，如果检查未见明显异常，则考虑为单纯的自主神经功能紊乱。一般而言，单独出现的盗汗，预后良好，经过治疗大多可在短期内治愈或好转，中医治疗盗汗有良好的疗效，针对盗汗治疗可采取养血补心、滋阴降火等方法。伴见于其他疾病过程的盗汗，则病情往往较重，治疗时应着重针对原发疾病，且常需待原发疾病好转、痊愈，盗汗才能减轻或消失。

第十三节　中医对上火的认识

老百姓常说上火了（图 2-6），可以吃点黄连、菊花之类的药物泻火，也可吃苦瓜、绿豆之类的食物清火。这确实是老百姓的经验之谈，能解决部分上火的困扰，但是不灵的情况时有发生，上火反复的情况也时有发生，这是为什么呢？

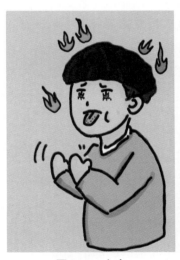

图 2-6　上火

其实，老百姓常常缺乏对上火的自我判断，其主要表现为以下两点。

一、不清楚是哪个脏腑上火了

譬如：口舌生疮，心烦易怒，小便短赤多属心火；口臭、牙龈肿痛、大便干燥多属胃火；皮肤干燥、咽痒声嘶、干咳少痰多属肺火；头晕头胀、眼睛干涩、口苦多属肝火；头晕目眩、耳鸣耳聋、齿松龈肿、腰膝酸软多属肾火。正因上火的部位不明确，往往用某个固定的方法泻火治此有效，治彼则无效。譬如用黄连治心火、肝火、胃火有效，而治肺火往往效果不好；用菊花治肝火、肺火有效，而治心火、胃火往往效果不好；用苦瓜、绿豆治心火、胃火有效，而治肺火、肝火也往往效果不好。

二、不知道有实火和虚火之分

生活中，实火多见，虚火亦不少。心火、胃火、肝火多属实火，而肾火多属虚火，肺火虚实证均可见。用黄连、菊花、苦瓜、绿豆清热泻火的方法治疗实火可能有效，而治疗虚火不仅无效，反而可能会加重病情。那有虚火应该怎么办好呢？治疗虚火用滋阴或滋阴潜阳的方法往往有效。譬如，肺虚火用百合、沙参、麦冬往往有效，肾火用熟地、麦冬、肉桂往往有效。

经过上述的分析，您对"上火"是否有了更深的认识呢？

别忘了，自己不能判断或"上火"病情反复加重时，寻求有经验的中医师诊治是一个非常不错的选择。

第十四节　中医对"痰"的认识

中医认为人体痰（液）的生成是由体内津液输布、排泄障碍所产生的，痰常贮存于人体的肺脏，也可停聚于其他脏腑、经络、肌肉组织之间。痰阻于肺、症见咳嗽、气喘、咳痰、胸闷；痰滞于胃，症见脘痞纳差、恶心呕吐；痰迷心窍、症见神志昏蒙、癫狂；痰停经络，症见肢体麻木、半身不遂；痰结皮下、肌肉，症见瘰疬、气瘿；痰结咽喉，症见喉中有异物感，吞之不下，吐之不出。下面就人体津液代谢的中医生理、痰液的分类及痰液的治疗三方面加以阐述。

（一）人体津液代谢的中医生理

饮入于胃，游溢精气，上输于脾，脾气散精，上归于肺，通调水道，下输膀胱。水精四布，五经并行。（《素问·经脉别论》）

津液的生成，依赖于脾胃对饮食物的运化功能；津液的输布，依靠脾的"散精"和肺的"通调水道"功能；津液的排泄，主要是依靠汗液、尿液和随着呼吸排出的水气；津液在体内的升降出入，是在肾的气化蒸腾作用下，以三焦为通道，随着气的升降出入，布散于全身而环流不息。

（二）痰液的分类

根据痰液的性质，可以大致把痰液分为如下几类：表现为痰多易咳，胸脘痞闷，舌苔白腻，脉滑者，为湿痰；表现为咳嗽痰黄，黏稠难咯，舌红苔黄腻，脉滑数者，为热痰；表现为痰稠而黏，咯痰不爽者，为燥痰；表现为咳痰清稀色白，舌苔白滑者，为寒痰；表现为眩晕头痛，或癫痫，甚则昏厥，不省人事者，为风痰。此外，痰液可以和瘀血、水饮、食积等邪气相互结合，而有痰瘀、痰饮、食痰之分。

（三）痰液的治疗

根据痰液的成因，采取不同的治疗方法：脾失健运，湿聚成痰者，治宜燥湿健脾化痰；火热内郁，炼液为痰者，治宜清热化痰；肺燥阴虚，虚火灼津为痰者，治宜润肺化痰；脾肾阳虚，寒饮内停，或肺寒留饮者，治宜温阳化痰；肝风内动，挟痰上扰者，治宜息风化痰；外邪袭肺，肺失宣降，聚液为痰者，治宜宣肺化痰。其次，根据痰阻气滞的潜在病机，化痰过程中尚须行气。中医前辈庞安常曾说："善治痰者，不治痰而治气，气顺则一身之津液亦随气而顺矣。"此外，根据痰液的严重程度，治宜轻者化痰，重者豁痰。最后，调理脾肾生理功能，是治疗痰液产生之根本，以杜绝痰液生成之来源。

第三章
肺部疾病的中医治疗

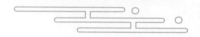

第一节　为什么吃补气的药物和
食物能治疗肺胀？

（一）什么是肺胀

肺胀是一种中医病名，主要是指患者出现胸部的膨满、喘憋、气急、胸闷、咳嗽。肺胀，西医所指的是慢性阻塞性肺疾病，简称慢阻肺，是一种常见的、可以预防和治疗的疾病，以持续存在的呼吸系统症状和气流受限为特征，多由于长期的吸烟和吸入有害气体颗粒造成。临床多表现为慢性咳嗽咳痰、活动后呼吸困难，甚则下肢浮肿、心悸、发绀等。

（二）肺胀的病因

1. 久病肺虚

肺病迁延肺胀多见于内伤久咳、久喘、久哮、肺痨等肺系慢性疾患，迁延失治，逐步发展所致，是慢性肺系疾患的一种归宿。因此，慢性肺系疾患也就成为肺胀的基本病因。

2. 感受外邪

外邪既可导致久咳、久喘、久哮、支饮等病证的发生，又可诱发加重这些病证，反复乘袭，使它们反复迁延难愈，导致病机的转化，逐渐演化成肺胀。故感受外邪应为肺胀的病因。

（三）为什么补气可以治疗肺胀

肺胀多见于老年患者，患者年老体虚，肺肾俱不足，体虚不能卫外是六淫反复乘袭的基础，感邪后正不胜邪而病亦重，反复罹病而正气更虚，如是循环不已，促使肺胀形成。病变首先在肺，继则影响脾、肾，后期累及于心、肝。因肺主气，开窍于鼻，外合皮毛，主表卫外，故外邪从口鼻、皮毛入侵，每多首先犯肺，导致肺气宣降不利，上逆而为咳，升降失常则为喘，久则肺虚，主气功能失常。若肺病及脾，子盗母气，脾失健运，则可导致肺脾两虚。肺为气之主，肾为气之根，肺伤及肾，肾气衰惫，摄纳无权，则气短不续，动则益甚。可见肺胀的形成过程中，以气虚为主要原因，故通过补气可以治疗肺胀。

（四）哪些药物和食物可以补气

1．药物

（1）人参、西洋参、党参、太子参都能补气、补肺，在补气药物中效果最为突出，人参有补气第一要药之称。

（2）黄芪，补气健脾，益气固表，常和人参、党参同用补气，尤其适用于脾气虚者。

（3）甘草，补脾益气，祛痰止咳，作用缓和，常常作为辅助药用，助参、芪补气，多用于气虚喘咳者。

（4）白术，补气健脾，燥湿利水，被古人誉为脾脏补气健脾第一要药。

（5）大枣，补中益气，养血安神，常用来治疗脾气虚，多与人参、白术同用。

2. 食物

（1）补气虚食品：牛肉、鸡肉、猪肉、糯米、大豆、白扁豆、大枣、鲫鱼、鲤鱼、鹌鹑、黄鳝、虾、蘑菇等。可经常交替选用。

（2）气虚忌食物品：山楂、佛手柑、槟榔、大蒜、苤蓝、萝卜缨、芫荽（香菜）、芜菁（大头菜）、胡椒、荜茇、紫苏叶、薄荷、荷叶。

（3）忌食或少食：荞麦、柚子、柑、金橘、金橘饼、橙子、荸荠、生萝卜、地骷髅、芥菜、薤白、君达菜、砂仁、菊花、茶叶及烟酒。相应膳食：怀山百合莲子汤；参药煨乳鸽；五香牛肉；花生大枣烧猪蹄。

第二节　抗生素对人体体质有影响吗？

抗生素（图3-1）俗称消炎药，不可否认合理使用抗生素为人类健康做出了巨大贡献，也不可否认滥用抗生素导致了病菌耐药率的上升，同时产生了各种副作用。

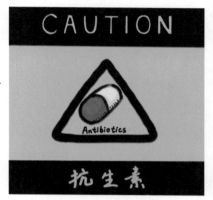

图 3-1　抗生素

抗生素是消除或抑制病原微生物生长繁殖的药物，可以有效治疗因各种病原微生物（中医认为是邪气）在人体内繁殖（中医认为邪气入里）产生的各种感染性疾病，而各种感染性疾病最主要的表现就是发热。根据中药理论，推导出各类抗生素的四气属性为寒凉，多具有清热泻火解毒的功效。因而抗生素属于中医攻邪药物范畴，中医讲究攻邪中病即止，过用攻邪药物则消耗人体正气。一般情况下，在人体里热亢盛的情况下，短时间合理使用抗生素可以达到邪去正自安的效果；而在长期反复使用抗生素过程中，尽管有时是临床所必需，也会对人体体质产生影响。

过用抗生素相当于过用中药寒凉药物，寒凉药物易伤害人体阳气，临床常见怕冷，四肢末端不温。寒凉药物易伤害脾胃，从而导致脾胃功能下降，临床常表现为不欲饮食，进食量减少，重则乏力，腹泻，完谷不化。根据中医五行脾土生肺金的相生关系，脾胃功能下降，间接引起肺的功能下降。中医学认为肺主皮毛，肺的功能下降，肺气亏虚，皮毛的卫外功能下降，临床表现为易感冒，机体易被病原微生物侵犯。所以，抗生素通过潜在减少人体阳气和影响人体脾肺功能而造成对人体的体质影响。

第三节　为什么外邪容易侵犯肺脏？

外邪容易侵犯肺脏源自中医的观点，要想理解这句话，首先要理解什么是外邪，外邪是一切外感邪气的统称，简称外邪，主要有风、寒、暑、湿、燥、火组成，又被称为六淫。了解六淫之前，需先了解六气，六气本来是正常的自然界气候，六气正常的变化，是万物生长的条件，对于人体是无害的。如果六气变化异常，发生太过或不及，或非其时而有其气（如春天当温而反寒，冬季当凉而反热），以及气候变化过于急骤（如暴寒暴暖），超过了一定的限度，使机体不能与之相适应的时候，就会导致疾病的发生。于是，六气由对人体无害而转化为对人体有害，成为致病的因素。能导致机体发生疾病的六气便称为"六淫"。那么六淫为什么偏爱肺呢？那是因为肺有着自己独特的生理特性。

1. 肺为华盖

盖，即伞。华盖，原指古代帝王的车盖。肺为华盖肺位于胸腔，居五脏的最高位置，有覆盖诸脏的作用，肺又主一身之表，为脏腑之外卫，故称肺为华盖。所谓"肺居五脏最高之部位，因其高，故曰盖。因其主气，为一身之纲领。恰如花开向荣，色泽流霞，轻清之体，华然光采，故曰华盖"。（吴克潜《大众医药：卫生门》）。

肺通过气管、喉、鼻直接与外界相通。因此，肺的生理功能最易受外界环境的影响。如自然界风、寒、暑、湿、燥、火"六淫"之邪侵袭人体，尤其是风寒邪气，多首先入肺而导致肺卫失宣、肺窍不利等病变，由于肺与皮毛相合，所以病变初期多见发热恶寒、咳嗽、鼻塞等肺卫功能失调之症。

2. 肺为娇脏

肺脏有清虚娇嫩而易受邪侵的特性。娇是娇嫩之意。肺为清虚之体，且居高位，为诸脏之华盖，百脉之所朝，外合皮毛，开窍于鼻，与天气直接相通；六淫外邪侵犯人体，不论是从口鼻而入，还是侵犯皮毛，皆易于犯肺而致病。他脏之寒热病变，亦常波及于肺，以其不耐寒热，易于受邪，"其性恶寒、恶热、恶燥、恶湿，最畏火、风。邪著则失其清肃之令，遂痹塞不通爽矣"（《临证指南医案·卷四》），故称娇脏。肺位最高，邪必先伤，肺叶娇嫩，不耐邪侵，肺为清虚之脏，不容邪气所干；故无论外感、内伤或其他脏腑病变，皆可累及肺而为病。故曰："肺为娇脏，所主皮毛，最易受邪"（《不居集》），"肺气一伤，百病蜂起，风则喘，寒则嗽，湿则痰，火则咳，以清虚之府，纤芥不容，难护易伤故也"（《理虚元鉴》）。

正是由于肺的重要生理特性才造成了外邪侵犯人体最容易先犯肺，也正是肺保护了我们免受外邪的入侵，是人类能够生存下去的一道重要的屏障，所以切忌不要吸入有害气体，以免伤及肺脏，导致屏障功能减退，屡受外邪侵犯。

第四节　从中医角度选择感冒药

感冒在四季均可以发病，以冬春发病为多。因冬春两季气候多变，春为风令，风为六淫之首，善行而数变，故极易犯人；冬为寒水司令，朔风凌冽，风寒相合，更易伤人。冬受风寒，春受风热，夏季风寒挟暑湿而发病，轻者称伤风，重者流感病毒侵入呼吸道可致病毒性感冒，并在一个时期内广泛流行。受外邪所致，风寒感冒还是风热感冒要分清，从而对症下药。

（一）分型

1. 风寒型感冒

以恶寒重，发热轻，无汗，头痛，四肢关节疼痛明显，鼻塞声重，打喷嚏，流清鼻涕，口不渴，咳嗽，咯痰清稀，咽喉疼痛不明显，舌质不红，舌苔薄白而润，脉浮紧等为特征。治疗时，应以辛温解表及宣肺散寒为主。可以酌情选用感冒清热颗粒、正柴胡饮颗粒、风寒感冒冲剂、荆防冲剂、解热感冒片、感冒退烧片、参苏感冒片、感冒软胶囊、伤风停胶囊、伤风感冒冲剂、杏苏感冒冲剂、通宣理肺丸、四季感冒片、感冒疏风颗粒、荆防败毒丸、九味羌活颗粒、三九感冒灵、防风感冒颗粒等；如果出现呕吐，可以服用午时茶颗粒；当感冒初起，可用鲜姜一块切碎和一两大葱白，加入500毫升温开水，趁热喝下，微汗出，病自愈。

2. 风热型感冒

临床表现为发热重，恶寒轻，头痛，口渴恶寒，流黄稠鼻涕，咽喉红肿疼痛，舌边尖红，苔薄黄，脉浮数。治疗时，应予辛凉清解及肃肺泄热，可以选用银翘解毒颗粒、夏桑菊感冒冲剂、风热感冒冲剂、银翘解毒丸、柴黄清热冲剂、复方感冒灵片、感冒清胶囊、清热感冒冲剂、复方夏桑菊感冒片、银柴合剂、清感穿心莲片、复方双花口服液、复方穿心莲片、清热解毒颗粒、双黄连口服液、抗病毒胶囊等。

3. 夏季感冒

中医又称为暑湿感冒，与冬春的风寒感冒和风热感冒是有区别的。暑湿感冒的特点就是因为夏季闷热，湿度比较大，这时人们较宜贪凉，如吹空调等，感受风寒之邪。从症状上来说，风寒感冒、风热感冒、暑湿感冒的症状都有鼻塞、流涕、发热。区别在于风寒感冒和风热感冒多发生在秋冬季和春秋季，是发热轻、恶寒重。暑湿感冒是夏季特有的感冒，也就是老百姓俗称的热伤风。中医对暑湿感冒的治疗，主要采用清暑祛湿的方药。常见的中成药有祛暑丸、暑湿感冒冲剂、金衣祛暑丸、藿香正气丸、清暑益气丸和小儿暑感宁糖浆等。

4. 体虚感冒

中医感冒中的一个证型，是由于体虚之人，卫外不固，感受外邪以后，正邪相争，不能祛邪外出，从而表现出病情缠绵难愈，反复发作的情况。其主要以气虚证和肺卫不和为主要表现，如发热，恶寒较重，头痛，肢体酸重疼痛，鼻塞，流清涕，咳嗽咽痒，咳痰色白，咳痰无力，气怯声低，少气懒言，肢体倦怠等。这种情况在治疗上主要以扶正祛邪为主，可以选用参苏饮、玉屏风散、黄芪口服液、补中益气丸、人参败毒胶囊、参苏宣肺丸等来治疗，感冒症状缓解以后，可以间断服用一些玉屏风颗粒，以加强人体的正气。

5. 流行性感冒

在中国以冬春季多见，临床表现以高热、乏力、头痛、咳嗽、全身肌肉酸痛等全身中毒症状为主，而呼吸道症状较轻。所有 5 岁以下的儿童都被认为是重症流感的高危人群，但 2 岁以下儿童的风险最高，6 个月以下的婴儿住院率和死亡率最高。孕妇、婴幼儿、老年人和慢性基础疾病患者等高危人群，患流感后出现严重疾病和死亡的风险较高。一般表现为急性起病，前驱期有乏力症状，很快出现高热（可达 39~40 ℃）、畏寒、寒战、头痛、全身肌肉关节酸痛等全身中毒症状，可伴或不伴鼻塞、流鼻涕、咽喉痛、干咳、胸骨后不适、颜面潮红、眼结膜充血等局部症状。流感病程通常为 4~7 天，少数患者咳嗽可能持续数周之久。建议患者在正规医疗机构就诊后，在医生指导下，根据辨证予以中成药治疗。

（二）治疗

治疗感冒的关键在于辨清感冒的性质是属于风寒还是风热。同时，对于感冒的各种合并症状也需留意加以区分：

（1）如秋冬季节的感冒一般为里有积热，外感风寒，因此患者多会出现咽喉肿痛等上火的表现。这样，在服用感冒清热颗粒的同时，也可适当配合一些板蓝根冲剂、牛黄上清丸等清除体内的积热。

（2）如果感冒的同时伴有胃部胀闷，食欲不振，恶心欲吐，腹胀便溏，舌苔厚腻等食积内停症状，则可配合使用加味保和丸、健胃消食片等以消导化积。

（3）如果感冒表现为咳嗽声重，甚至连声哈咳，昼轻夜重，则可配合通宣理肺丸、止咳宁嗽胶囊等以宣肺解表，镇咳祛痰。患者可根据具体情况灵活选用。

第五节　肺胀（慢阻肺）如何治标又治本

慢阻肺位于疾病杀手榜第三名（第一名心脏病，第二名中风）。

一、症状

症状1（咳嗽）：初期咳嗽呈间歇性，清晨较重，随病程发展，早晚或整日均有咳嗽。

症状2（咳痰）：喉咙里有痰很难咳出来，清晨咳痰较多。

症状3（气短）：一活动就喘不过气，晚上躺平了呼吸困难，初期患者会在运动或劳动时感到呼吸短促，严重者休息时也会感到气短、呼吸困难。

症状4（胸闷、喘息）：重症患者经常会胸闷、喘息。

若慢阻肺控制不好，最后可能会并发肺心病、呼吸衰竭。

二、慢阻肺的生成过程

支气管末端小气道病变（痰液、炎症），肺泡弹性差。

PM2.5、空气中的小粉尘、香烟中的尼古丁（引起呼吸到的炎症）日积月累→慢性炎症（炎症发生时，呼吸道分泌大量黏液，肺通过大量呼出气流把这些黏液带走，就形成了咳嗽；炎症还会使气道纤毛受损）。

痰液堆积、细菌滋生、炎症、纤毛受损（恶行循环）→管壁充血水肿、平滑肌萎缩断裂、纤维组织增生→小气道越来越窄。

三、慢阻肺诱因

慢阻肺诱因包括吸咽、空气污染、粉尘和有害气体、体质差、免疫力低（图 3-2）。

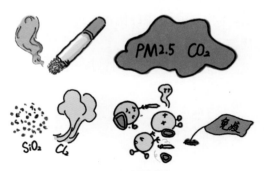

图 3-2　慢阻肺诱因

1. 吸烟

香烟中的焦油、尼古丁、氢氰酸，会刺激呼吸道分泌大量黏液，导致气管收缩变窄，气体呼出不顺，肺泡和气道被损伤，久而久之慢阻肺就来了。

吸烟者患慢阻肺的概率比不吸烟者高 2~8 倍。

2. 空气污染

大气中 PM2.5 和二氧化氮这些有害物质会刺激呼吸道，引起慢性炎症。

PM2.5 浓度增加 10 ug/m^3，住院率增加 3.1%，病死率增加 2.5%。雾霾天出门要记得戴防雾霾专用口罩。

3. 粉尘和有害气体

从事地质考察、工程、化工等工作长期接触二氧化硅、氯气等有害物质，容易引起呼吸道炎症。

我国 23.6% 的慢阻肺患者都有长期接触粉尘和有害气体的经历。切记在工作中要正确使用防护用具。

4. 体质差、免疫力低

呼吸道感染反反复复，时间一长慢阻肺就来了。切记预防感染、注意保暖。

四、慢阻肺检查

1. 肺功能

检查时受检者先戴上鼻夹，含住吹气口，深吸一口气猛吹一口，检测出关键指标 —— 一秒率。

第一秒呼出气体量 / 最大呼气量 ×100%= 一秒率

一秒率可以反映气道是否通畅、肺泡弹性程度、病变程度。

一秒率低于 70% 表示可能气道不通畅、肺泡弹性不好。

2. X 线和 CT 检查

肺部有肺气肿，如果肺部没有其他病变、一秒率又不达标，基本就能确诊慢阻肺了。

五、慢阻肺西医治疗

中心思想：扩展支气管和缓解支气管炎症。

1. 扩张支气管药物

β_2 肾上腺素受体激动剂（沙丁胺醇、沙美特罗、福莫特罗）抗胆碱能药物（异丙托溴铵、噻托溴铵）。

2. 抗炎

糖皮质激素。激素类药物，长期使用可能会导致肥胖、骨质疏松、免疫力低下等不良反应，所以糖皮质激素基本上都是吸入粉雾剂，能直达病灶，这样就降低了药物用量。它还可以和 β_2 肾上腺素受体激动剂或抗胆碱能药物联用，用药量更少，效果更好（氟替美维、布地格福）。

六、中医治疗

慢阻肺属于中医 "肺胀" 范畴，病机为 "本虚标实"。
所谓 "本虚"，即肺、脾、肾三脏虚损。
所谓 "标实"，即外邪侵袭，痰瘀稽留，阻于肺系。
急性加重期通常以外邪痰瘀等 "标实" 因素占主导，治疗上以治实为主，辅以扶正；稳定期应以扶助正气为重点，加强脏腑功能。

（一）辨证选择口服中药汤剂或中成药

1."标实"分证论治

（1）外寒内饮

治法：温肺散寒，降逆涤痰。

方药：小青龙汤加减。

（2）痰热郁肺

治法：清肺泄热，降逆平喘。

方药：越婢加半夏汤加减。

（3）痰瘀阻肺

治法：涤痰祛瘀，泻肺平喘。

方药：葶苈大枣泻肺汤合桂枝茯苓丸。

（4）痰蒙神窍

治法：涤痰开窍。

方药：涤痰汤合安宫牛黄丸或至宝丹。

（5）阳虚水泛

治法：温阳化饮利水。

方药：真武汤合五苓散加减。

2."本虚"分证论治

（1）肺脾气虚证

治法：补肺健脾，降气化痰。

方药：六君子汤合玉屏风散加减。

中成药：健脾丸联合玉屏风颗粒、金咳息胶囊（参蛤补肺胶囊）等。

（2）肺肾气虚

治法：补肺纳肾，降气平喘。

方药：补虚汤合参蛤散。

中成药：金水宝胶囊、金匮肾气丸等。

（3）肺肾气阴两虚证

治法：益气养阴滋肾，纳气定喘。

推荐方药：四君子汤合生脉散加减。

中成药：黄芪生脉饮、麦味地黄丸（胶囊）等。

（二）穴位贴敷

（1）药物组成：主要有白芥子、延胡索、甘遂、细辛等组成。

（2）穴位选择：选取膻中、肺俞、脾俞、肾俞、膏肓，或辨证选穴。

（3）操作方法：患者取坐位，暴露所选穴位，局部常规消毒后，取帖敷剂敷于穴位上，于 6~12 h 后取下即可。

（4）外敷后反应及处理：严密观察用药反应。①外敷后多数患者局部有发红、发热、发痒感，或伴少量小水疱，此属外敷的正常反应，一般不需处理；②如果出现较大水疱，可先用消毒毫针将疱壁刺一针孔，放出疱液，再消毒。要注意保持局部清洁，避免摩擦，防止感染；③外敷治疗后皮肤可暂有色素沉着，但 5~7 天会消退，且不会留有瘢痕。

穴位贴敷每 10 天一次，视患者皮肤敏感性和反应情况对贴敷次数进行调整。

（三）拔罐疗法

选择背部太阳经及肺经，辨证取穴，运用闪罐、走罐、留罐等多种手法进行治疗，每周 2 次。

（四）穴位注射

可选曲池、足三里、尺泽、丰隆，或者辨证取穴注射卡介菌多糖核酸注射液，每穴 0.5 mL，3 日 1 次，7 次为 1 个疗程。

（五）针灸

根据不同证候选择热敏灸、雷火灸等，辨证取穴或循经取穴，如肺脾气虚证配气海、丰隆，肺肾气虚证配太溪等。

（六）其他中医特色疗法

根据病情可选择中药离子导入、电针疗法、沐足疗法、经络刺激疗法等。经络刺激法可选用数码经络导平治疗仪、针刺手法针治疗仪等设备。

（七）护理调摄

根据患者情况进行个体化饮食和心理指导。

（1）饮食护理：饮食宜清淡可口、富营养、易消化，忌食辛辣、煎炸或过甜、过咸之品。饮食有节，戒烟酒。

（2）起居护理：加强锻炼，劳逸适度；慎风寒，防感冒。

（3）情志护理：本病缠绵难愈，患者精神负担较重，指导患者自我排解方法，树立战胜疾病信心，积极配合治疗与护理。

（4）其他：积极治疗原发病，定期去医院复查。

第六节　肺癌中医治疗误区

一、中医对肺癌的认识

中医古籍中并无"肺癌"这个病名的记载，根据肺癌的症状特点归属于中医学中的"肺积""咳嗽""咯血""胸痛"等范畴。但随着中医学的不断发展，研究者们对肺癌中医机制的认识越来越全面。

肺癌（图3-3）的主要病因是正气亏虚，其中尤以气阴两虚最为常见且重要，肺为娇脏，易受外部病邪侵袭，加上许多肺癌患者有吸烟史，烟毒作为一种外邪进入肺，长期往复，耗损脏器，使病情加重。但从临床治疗来说，中医和西医是完全不同的医疗体系，西医注重结构，中医注重功能。西医有专门针对肺癌的 NCCN 或 CSCO 指南，所有西医医生采取统一的治疗标准。而中医发展由于受到传承和个体化的影响，辨证论治，不易归纳总结，发展较慢。每个中医医生因传承不同，对于治疗肺癌的方法和疗效参差不齐。

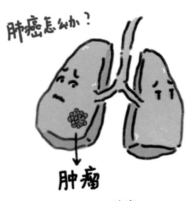

图 3-3 肺癌

出于对手术安全性和放化疗不良反应的担忧，有些患者曾提出这样的问题：能否只通过中医来治疗肺癌呢？在这里给大家一个明确的答案：不能。

目前手术仍然是根治肺癌的可能手段之一，放、化疗、靶向治疗、免疫治疗更是不可或缺的治疗方法。但是这并不代表中药治疗没有存在的价值，目前已经有研究结果显示，部分中药能通过多种途径作用于癌细胞，达到抑制癌细胞生长扩散的效果；更有少量临床医生将中药应用于肺癌的治疗过程中，结果提示中药治疗可能使肺癌患者获益。国家政策层面也鼓励重视中医，党的十九大报告上明确提出实施健康中国战略，坚持中西并重，传承发展中医药事业是这一战略的重要组成部分。

二、辨证治疗

中医辨证治疗对于高危及复发肺癌，肺癌的术后放疗及化疗有减轻不良反应，提高晚期肺癌的生活质量，延长晚期肺癌的生存期等方面，有很好的作用。

1. 减轻相关治疗的不良反应，提高生活质量

肺癌化疗、靶向治疗等可以有效杀灭肿瘤，延长生存。但治疗也会带来一系列不良反应，中医认为出现这些问题主要是由于药毒导致机体正气受损，脏腑功能失调，中药内服外用，针灸推拿等手段可以有效恢复受损气血，减轻不良反应，提高患者生活质量。

在肺癌的不同治疗阶段，中西医如何搭配来发挥更好的功效。

肺癌术后：可减少术后并发症，如通过内服、外敷，甚至针灸推拿的方式缓解水肿；还可以预防、治疗皮瓣坏死；运用针灸推拿等方法改善患者术后负面情绪等。

全身化疗期间：患者化疗期间的主要化疗不良反应是骨髓抑制，恶心呕吐甚至便秘等消化道反应。这些中药都有自己独特的疗效，可减轻骨髓抑制，增强免疫，减轻脏器的毒性反应，整体改善患者的生存质量。

靶向治疗：部分靶向治疗药物可能导致肝功能的损伤、转氨酶的升高，可用中药来清肝、疏肝、保肝。但如果不良反应比较严重，仍需咨询医生，及时换药。

维持复查期间：中医药的抗癌通常是多途径多靶点的，多数的临床研究都表明中药可以抑制肺癌细胞浸润转移、抑制肿瘤微血管的生成、改善多药耐药、调节机体免疫等功能。

这就是为什么会推荐患者口服中药的原因，中医是基于辨证论治、整体观念，对于患者的分析和判断，来开具中药治疗方案。目的就是提高生存质量，延长生存期。

需要注意的是，大多数靶向药在使用期间有一些药物禁忌，肺癌患者在使用中药之前还是多询问有中医经验的肿瘤科医生，合理使用中药。

2. 扶正祛邪，提高临床疗效

中医认为肺癌产生是机体正气不足，导致气、痰、瘀、毒等邪气留滞于机体，因此扶正祛邪是主要的治疗原则。在中医传统方法的基础上，联合火针、刺络等手段也取得了不俗的疗效，进一步丰富了中医的治疗内容。

3. 发挥治未病优势，先安未受邪之地

中医认为"邪之所凑，其气必虚"，肺癌患者出现复发或

转移就是机体脏腑本虚，才导致肿瘤有机可乘，在临床上可以通过中医的方法"补不足，损有余"，提前做好预防工作，这样就可以减少肿瘤复发转移，提高治愈率。

三、误区

虽然中医可以在一定程度弥补西医的不足，但也不可盲从，关于中医还有一些常见误区需要注意。

误区一：吃药总比不吃强

祖先有句话"是药三分毒"，建议听从手术医生或正规医院的中医专家意见，不可长期服用中药或不分时间长期服用中药。

误区二：相信偏方

"偏方"一般治疗特定疾病的某种类型有效，目前没有发现哪个偏方能够治愈肺癌。肿瘤是一种严重而复杂的疾病，不是简单的偏方或秘方能够解决的，需要综合考虑不同的治疗阶段和有效的康复方法。

误区三：长期不换方

有些病患拿到处方后连续服药一年甚至更长时间不更换。但是，中医讲求天人合一，所以在不同的季节、不同的身体状况、不同的治疗阶段，用的药方应该有所调整，建议还是适时复诊，及时跟踪身体的变化。

误区四：追求名贵药物或迷信于某一味药物

有些患者不断提醒医生开点好药，而评定标准就是药材贵不贵。其实，选择药物的关键在于有没有效，贵不贵并不重要。

部分患者还迷信于某一味"抗癌中药"，四季不停服用，这种方法也不对。中医治病的基本原则是辨证，需根据患者身体情况来选择药物。

总之，随着医学进步和医学模式的转变，肺癌治疗已不再是单纯地追求治疗效果，提高患者生活质量越来越受到重视。目前，中西医互补疗法已被越来越多人接受，以更接近"自然"的方式追求健康、改善生活质量。中西医结合治疗肺癌是临床医学进步和发展方向，我们应该充分发挥中医预防和治疗肺癌的作用及优势，使中医药防治肺癌成为现代临床肺癌综合治疗中的重要手段之一。

最后，希望大家能正确认识中医，相信中医的作用，真正应用中医治病、治未病。

第七节　肺痈中医治疗浅析

肺痈是热毒瘀结于肺，血败肉腐，形成脓疡的一种病证，属于内痈之一。临床以发热、咳嗽、胸痛、咳吐腥臭浊痰，甚则脓血相兼为主要特征。西医学的肺脓肿、支气管扩张症、脓胸等，可按本病辨证论治。

（一）诊断依据

（1）发病多急，常突然寒战高热，咳嗽胸痛，咳吐大量腥臭浊痰，甚则脓血相兼。

（2）脓血浊痰吐入水中，静置后可分三层：上层为泡沫、中层为黏液、下层为脓性物和坏死组织，慢性患者还可见指端呈鼓槌样（杵状指）。

（3）胸部 CT 可见大片炎症阴影或气液平面。

（4）支气管碘油造影、支气管镜检查等，有助于肺痈的诊断。

（二）鉴别要点

1. 痰饮

痰饮咳嗽患者，虽然亦有咳嗽、咳逆倚息、咳痰量多等症，易与肺痈混淆。但痰饮咳嗽起病较缓，痰量虽多，为白色泡沫样，并无腥臭脓痰，亦非痰血相兼。

2. 肺痿

肺痿是以肺脏萎弱为主要病变的慢性疾患。起病缓，病程长，患者形体虚弱，多继发于其他疾病，并以虚热、咳吐浊唾涎沫为其特征。

3. 肺痨

肺痨系感染痨虫所致的肺部慢性消耗性传染性疾患，以咳嗽、咯血、潮热、盗汗、消瘦为主要症状，结合胸部 CT

检查、结核 T 细胞感染试验、抗酸杆菌涂片等可进一步明确诊断。

（三）辨证论治

1. 辨证要点

（1）辨虚实：肺痈的初起及成痈阶段，证见恶寒高热，咳嗽气急、咳痰黏稠量多，胸痛，舌红，苔黄腻，脉洪数或滑数，属于热证、实证；溃脓后，大量腥臭脓痰排出，身热随之渐退，咳嗽亦减轻，但常伴有胸胁隐痛，气短自汗，面色不华，消瘦乏力，脉细或细数无力，属于虚实夹杂之证。

（2）辨痰浊：咳唾腥臭脓血浊痰静置后可分三层：上层为泡沫、中层为黏液、下层为脓性物和坏死组织。

（3）特异性体征：患者指端呈鼓槌样（杵状指）。

2. 治疗原则

清热解毒、化痰排脓为基本治疗大法，但病变后期则以扶正为主，或标本兼治。

3. 分证论治

（1）初期

证候：发热恶寒，咳嗽，咳白色黏液痰或脓性黏液痰，痰量由少渐多，胸痛，咳时尤甚，呼吸不利，口干鼻燥，苔薄黄或薄白，脉浮数而滑。

治法：清肺解表散邪。

方药：银翘散加减。药用金银花 30 ~ 50 g，连翘 15 ~ 30 g，豆豉、牛蒡子各 10 g，薄荷 6 g，荆芥穗 10 g，桔梗 6 g，甘草 6 g，竹叶 10 g，鲜芦根 30 g。

（2）成痈期

证候：身热转甚，时时阵寒，继而壮热，汗出烦躁，咳嗽气急，胸满作痛，转侧不利，咳吐浊痰，呈黄绿色，自觉喉间有腥味，口干咽燥，舌苔黄腻，脉滑数。

治法：清肺化瘀消痈。

方药：千金苇茎汤合如金解毒散加减。药用鲜芦根 60 ～ 90 g，薏苡仁 30 g，冬瓜仁 30 ～ 60 g，桔梗、甘草、黄连各 6 g，黄芩 15 g，桃仁、黄柏、山栀子各 10 g。

（3）溃脓期

证候：咳吐大量脓血痰，或如米粥状，腥臭异常，有时咯血，胸中烦满而痛，甚则气喘不能卧，身热，面赤，烦渴喜饮，舌质红，苔黄腻，脉滑数或实数。

治法：排脓解毒。

方药：加味桔梗汤加减。药用桔梗、葶苈子、白及、贝母、橘红各 10 g，金银花 30 g，薏苡仁 30 g，甘草 6 g。

（4）恢复期

证候：身热渐退，咳嗽减轻，咳吐脓血渐少，臭味亦减，痰液转为清稀，精神渐振，食纳好转，或见胸胁隐痛，难以久卧，气短，自汗，盗汗，低热，午后潮热，心烦，口燥咽干，面色不华，形体消瘦，精神萎靡，舌质红或淡红，舌苔薄，脉细或细数无力。或见咳嗽，咳吐脓血痰日久不净，或痰液一度清稀而复转臭浊，病情时轻时重，迁延不愈。

治法：益气养阴清热。

方药：沙参清肺汤合竹叶石膏汤加减。药用北沙参15 g，生黄芪30 g，太子参15 g，合欢皮、白及、生甘草各10 g，桔梗6 g，薏苡仁、冬瓜仁、石膏各30 g，竹叶、人参、半夏、粳米、麦冬各10 g。

4. 其他疗法

（1）中成药：①鱼腥草注射液：每次2～4 mL，每日4～6 mL，肌内注射，或每次20～100 mL加入5%～10%葡萄糖注射液中静脉滴注，每日1次。适用于肺痈各期。②清开灵注射液：每次20～100 mL加入10%葡萄糖注射液中静脉滴注，每日1次。适用于肺痈高热及神昏。

（2）单方验方：①鲜薏苡仁根适量，捣汁，炖热。每日3次，每次30～50 mL，以祛痰排脓。②金荞麦根茎250 g，用瓦罐密封，隔水蒸煮为棕色液体约1000 mL，每次40 mL，每日3次。或者用60 g煎服，每日1到2次。③鲜鱼腥草100 g，捣汁，用热豆浆冲服，每日2次。

（四）护理

患者宜卧床休息，恢复期可下床活动。多饮水，饮食以清淡半流质为主。每天观察体温、脉象及痰的性状，帮助排痰，防止发生窒息。

（五）预防

注意气候变化，起居有时，防寒保暖，避免受凉。饮食不宜辛辣炙之品，戒烟戒酒。适当参加体育锻炼。根治口腔、上呼吸道疾病。积极治疗肺外化脓性病灶，可以防止肺痈的发生。

第八节　肺癌的中医治疗

随着环境污染问题的不断加剧，癌症发病率也直线上升，癌症由原来较为罕见的病症，成为目前人们发病率较高的疾病类型。特别是肺癌，受环境污染问题的影响，肺癌逐渐成为发病数量和死亡数量较多的恶性肿瘤疾病，严重影响了人们的身心健康，其治疗效果十分不理想。中医按患者临床表现症状、脉象、舌苔、神色等应用辨证论治法用中药治疗肺癌，可使患者的症状得到改善，免疫力提高，减轻痛苦，提高生存质量，延长寿命。

一、中药用于肺癌治疗的各个时期，均取得一定的效果疗效

中医治疗方法始终坚持辨证论治的基本原则，所谓辨证论治就是指将理、法、方、药运用于中医临床治疗的基础

过程。根据中医学研究原理，有医家将肺癌分为以下四种类型。

1.肺热痰瘀

根据中医学研究理论对肺癌的认识得知，肺癌的形成和人体的痰症、虚症和血瘀症之间具有密切的联系，这些症状是肺癌形成的基础，也是肺癌形成的主要症状类型。肺热痰瘀主要的症状表现类型为胸闷气急、咳嗽不畅，咳痰不爽，痰中带血，便秘等症状。根据中医治疗此症的基本方法就是帮助患者清肺除痰，从而化解患者体内的血瘀不畅，起到减轻病症的作用。川贝母、炙枇杷叶、全瓜蒌、仙鹤草及大黄、麻仁等都是治疗此类证候比较具有代表性的中药。

2.脾虚痰湿

综合肺癌多种病症特征进行分析总结，肺癌的每一种病症类型都与人体的痰症有直接联系。脾虚痰湿的主要症状为咳嗽痰多、胸闷、乏力、短气和腹胀等。中医疗法的核心为健脾祛湿，化痰散结。

3.阴虚痰热

和肺热痰瘀、脾虚痰湿的基本症状不同，阴虚痰热的主要症状表现为咳嗽痰少，或干咳无痰，患者还会伴有潮热盗汗等症，是中医学中所谓"热症"的基础表现。阴虚证，中医的主要治疗方法为滋肾清肺，豁痰散结。治疗阴虚的常用药物有沙参、麦冬、鸡内金、焦三仙及龙葵、半枝莲等。

4. 气阴两虚

气阴两虚的主要症状综合了阴虚痰热和肺热痰瘀、脾虚痰湿等症状的基本病症特征，其主要的病症也表现为咳嗽少痰、痰中带血，神疲乏力、短气、口干等症状。针对此症的主要治疗方法为益气养阴，化痰散结。治疗气虚的核心药物为党参、麦冬、五味子、陈皮、川贝母及鸡内金、龙葵。

二、中医治疗肺癌的现代研究

中医治疗肺癌的作用主要体现在以下几个方面。

1. 提高患者的抵抗力和免疫力，以自身机能对抗肿瘤细胞

免疫力低下，是肺癌患者基本症状表现，也是导致癌细胞快速扩散的主要原因，因此提高患者的免疫力是有效控制癌症细胞扩散的有效手段，通过对人体免疫力的提高，可有效达到人体对抗肿瘤发生发展的目的。

2. 减轻化疗不良反应，改善患者生活质量

目前医学界治疗肺癌的主要方法普遍为化疗，虽然能够在短时间内起到抑制癌细胞发展扩散的作用，但是对人体本身造成了很大的伤害，化疗药物无法清楚地分析有害细胞和正常细胞，在杀死癌细胞的同时，对人体正常细胞也造成了一定的伤害，而使用中医治疗方法，可以减轻化疗不良反应

给患者带来的身体和精神上的痛苦，改善患者生活质量。

三、预防和调摄

本病虽然尚无确切的方法可以预防，但加强锻炼，增强机体抗病能力，避免致癌因素的长期刺激，是可以降低发病率的。目前已公认吸烟是引起肺癌的一个比较重要的因素，所以应积极宣传吸烟的害处，提倡戒烟。焦油、煤焦、铬等有致肺癌作用，亦应避免或减少接触。电离辐射也是一种致肺癌的因素，故应采取一定防护措施。平素宜让患者尽量心情开朗，起居有时，保持室内空气新鲜，注意防寒保暖，防止外邪袭肺造成肺部继发感染。饮食宜少吃黏腻、辛辣刺激之物，多吃香菇、薏苡仁、海带等食物。

第九节　中医治哮病，急则祛邪，缓则扶正

支气管哮喘是由多种细胞包括嗜酸粒细胞、肥大细胞、T淋巴细胞、中性粒细胞、平滑肌细胞、气道上皮细胞等，以及细胞组分参与的气道慢性炎症性疾病。其临床表现为反复发作的喘息、气急、胸闷或咳嗽等症状，常在夜间及凌晨发作或加重，多数患者可自行缓解或经治疗后缓解，同时伴有可变的气流受限和气道高反应性，随着病程的延长可导致一系列气道结构的改变，即气道重塑。根据临床表现，哮喘

可分为急性发作期、慢性持续期和临床缓解期。

治疗哮喘的药物可以分为控制药物和缓解药物：（1）控制药物：需要每天使用并长时间维持的药物。这些药物主要通过抗炎作用使哮喘维持临床控制，其中包括吸入性糖皮质激素、全身性激素、白三烯调节剂、长效 β_2 受体激动剂、缓释茶碱、色甘酸钠、抗 IgE 单克隆抗体及其他有助于减少全身激素剂量的药物等。（2）缓解药物：又称急救药物，这些药物在有症状时按需使用，通过迅速解除支气管痉挛从而缓解哮喘症状，包括速效吸入和短效口服 β_2 受体激动剂、全身性激素、吸入性抗胆碱能药物、短效茶碱等。

中医中药对哮喘的治疗独具优势。支气管哮喘多属于中医"哮病"范畴，中医认为哮病是一种发作性痰鸣气喘疾患，为宿痰伏肺，复加外感、饮食、情志、劳倦等因素，以致痰阻气道，肺气上逆所致。发作时以喉中哮鸣有声，呼吸气促困难，甚则喘息不得平卧为主要表现。

中医学对于哮病的重要认识还有"在肺为实，在肾为虚"，强调"急则治其标，缓则治其本"等理论。历代医家认为，本病主要脏腑为肺，涉及脾肾，后期累及心。本病由于反复发作，病程较长，临床上常常出现肺、脾、肾三脏俱虚的现象，复加外感、饮食、情志、劳倦等因素，新邪引动伏痰，痰气交阻，上壅于肺，故哮喘发作时常表现为邪实正虚。

哮喘的治则治法千百年来虽有变化，但其演变仍有规律，如"发时治标，缓时治本""冷哮宜温化或宣散，热哮宜肃肺化痰"。中医学认为对哮喘发作期的治疗应以祛邪利肺为主：风哮治以祛风解痉、宣肺平喘，寒哮治以宣肺散寒、化痰平喘，热哮治以清热宣肺、化痰定喘，虚哮治以调补肺肾。哮喘缓解期，肺脾气虚治以健脾补肺益气，肺肾气虚治以补益肺肾、纳气平喘。临床诊疗中，患者往往为虚实夹杂。哮喘发作时，虽以邪实为主，亦有正虚；缓解期常以正虚为主，但其留痰、伏饮等病理因素仍然存在，因此邪正虚实的辨别、标本先后的不同是治疗哮喘的关键。

（一）分证论治

1. 发作期

（1）冷哮

治法：温肺散寒，化痰利气。

方药：射干麻黄汤加减。

（2）热哮

治法：清热宣肺，化痰降逆。

方药：定喘汤加减。

（3）虚哮

治法：补肺益肾，化痰活血。

方药：生脉散合人参蛤蚧散加减。

2. 缓解期

（1）肺气亏虚

治法：补肺益气。

方药：玉屏风散合人参定喘汤加减。

（2）脾气亏虚

治法：健脾化痰。

方药：六君子汤加减。

（3）肾气亏虚

治法：补肾摄纳。

方药：金匮肾气丸。

（二）敷贴法

白芥子、延胡索各 20 克，甘遂、细辛各 10 克，共研为末，加麝香 0.6 克，和匀，在夏季三伏中，分三次用姜汁调敷肺俞、膏肓、百劳等穴，1~2 小时去之，每十日敷一次，可以减少发作。

（三）针灸

发作期取定喘、天突、内关穴。咳嗽痰多加孔最、丰隆，每次选用 1~2 个腧穴，采用重刺激，留针 30 分钟，每隔 5~10 分钟捻针一次，每日或隔日治疗一次，背部可加拔火罐。

缓解期取穴大椎、肺俞、足三里。肾虚加肾俞、关元；脾虚加中脘、脾俞。每次选用 2~3 个腧穴，采用较轻刺激，隔日治疗一次。在发作前的季节针灸，可做预防性治疗，有减少发作或减轻症状的效果。

（四）埋线疗法

取穴定喘、膻中、中府透云门、肺俞透厥阴俞、孔最、足三里、八华穴等，每次选 1~3 穴。选准穴位后进行常规消毒局麻，用埋线钩针或三角缝针穿入羊肠线，快速刺入皮肤，埋于所需要的深度（皮下组织与肌肉之间），线头不能暴露在皮肤外面，针孔涂以碘酒，盖上消毒纱布，用胶布固定。一般要埋 3~4 次后才开始见效，两次埋线间隔时间为 20~30 天。用于久哮、反复发作不已者，可以减少发作。

第十节　慢性咽炎怎么根治？

慢性咽炎患者就诊时，常常主诉咽部不适，咽痒咳嗽，咽部如有物，吐之不出，吞之不下，还不时发出"吭喀"的声音。这就是中医称为"慢喉痹"的病证。本病证多发生于中年人，病程绵长，症状较多，反复发作，不易治愈。

一、如何治疗慢性咽炎？

（一）中医辨证论治

1. 肺肾阴虚证
治法：滋养阴液，降火利咽。

方药：肺阴虚为主者，选用养阴清肺汤加减。肾阴虚为主者，可选用六味地黄丸加减。

中成药：养阴清肺丸或六味地黄丸等。

2. 脾气虚弱证

治法：益气健脾，升清利咽。

方药：补中益气汤加减。

中成药：补中益气丸等。

3. 脾肾阳虚证

治法：补益脾肾，温阳利咽。

推荐方药：附子理中汤加减。

中成药：附子理中丸等。

4. 痰瘀互结证

治法：祛痰化瘀，散结利咽。

方药：贝母瓜蒌散加减。

中成药：贝母瓜蒌散等。

（二）药膳食疗法

（1）胖大海

胖大海属寒性，归肺经和大肠经，具有宣肺排痰、利咽开音的作用，适合风热型和肺胃热盛型的咽炎患者。此外，对大便秘结也有一定功效。有以上症状的人群，泡水服用时，除了喝茶以外，建议将胖大海一同食用。

（2）蜂蜜水

蜂蜜水具有利咽的功效，因为经常熬夜而导致大便干结，或者咽干的人群，可适当喝蜂蜜水进行缓解。

（3）金银花

如果常在酷热天气下外出行走，或者吃了煎炸食品导致上火，诱发咽炎的人群，可以尝试金银花泡水。

（4）菊花配枸杞

菊花搭配枸杞一并泡茶，枸杞能够中和菊花的寒性，同时也能起到补肝肾、明目的作用。两者搭配，对肾阳虚型咽炎人群，有一定的疗效。

（5）罗汉果

罗汉果具有润肺利咽的功效，同时还可治疗咳嗽症状，咽喉不舒服时，可以适当食用。

（6）蝉衣

如果出现咽喉痒和声音嘶哑等症状，使用蝉衣泡水喝也是不错的选择。

（7）其他的药膳汤方

沙参和玉竹，玄参和麦冬，这些中药无论是泡水，还是煮汤，对于咽干或者长期阴虚的慢性咽炎患者，都有帮助。

（三）穴位按摩法

当咽部感到不适时，大家可以顺时针按摩天突穴、廉泉穴及人迎穴，不过需要注意，按压时力气不要过大，以免损伤气管。

二、除了配合医生的药物治疗，慢性咽炎患者在生活中还需注意些什么呢？

1. 多吃维生素类食物

维生素类食物有利于促进损伤咽喉的修复，还可以消除呼吸道黏膜的炎症。因此，大家日常可以多吃富含 B 族维生素的食物，如鱼类、动物的肝脏、绿色蔬菜、新鲜水果、豆类、奶类等，都是保护咽喉的好方法。

2. 减少咽喉的刺激

比如说少吃或不吃煎炸、辛辣刺激性的食物，如常吃的麻团、油条、炸糕等，还有做菜时尽量少用大蒜、辣椒、胡椒粉等。

3. 戒烟戒酒，保持卫生

一定要戒烟戒酒，这些对咽喉刺激非常大。同时，保持个人和生活环境的卫生。

4. 多吃富含胶原蛋白的食物

如蹄筋、猪皮、猪蹄、豆类、鱼类、海产品等，有利于慢性咽炎损伤部位的修复。

5. 生活起居

进行适当体育锻炼，保持健康规律的作息，清淡饮食，保持口腔清洁，保持良好的心态从而提高自身整体免疫力。

6. 环境

避免接触粉尘、有害气体，空气质量差的环境对咽黏膜也会造成不利的刺激。

7. 积极治疗可能引发慢性咽炎的局部相关疾病

如鼻腔、鼻窦、鼻咽部的慢性炎症；慢性鼻炎、鼻中隔偏曲、慢性鼻窦炎、腺样体肥大、鼾症等阻塞性疾病；慢性扁桃体炎；口腔炎症等。

第十一节 "人血馒头"治肺痨的思考

如果看过鲁迅先生的《药》这部短篇小说的人，可能都知道"人血馒头"是怎么一回事了，"人血馒头"顾名思义就是，用人血和馒头蘸在一起来食用，根据小说中对"人血馒头"的作用，说其竟然可以治疗肺痨病（现代的肺结核）。鲁迅先生用这篇文章讽刺了当时旧社会时期的封建迷信，同时从侧面折射出当时医学对肺痨治疗的窘境。

首先来了解什么是肺痨（肺结核），肺痨是一种由于正气虚弱，感染痨虫，侵蚀肺脏所致的，以咳嗽、咯血、潮热、盗汗及身体逐渐消瘦等症为主要临床表现、具有传染性的慢性消耗性疾病。肺痨相当于西医学中的肺结核，是肺病中的常见病。据1985年全国性结核病流行病学抽样调查，本病患病率为 550/10 万，平均死亡率在 30/10 万左右。中医治疗肺痨着眼于从整体上辨证论治，针对患者不同体质和疾病的不同阶段，采取与之相适应的治疗方法，目前临床多结合抗结核西药治疗，可以收到标本兼顾，恢复健康的效果。

　　肺痨的中医病机为正气不足，感染痨虫。中医理论强调：正气存内，邪不可干。中医在肺痨治疗过程中的优势是通过扶正，减少发病，增强体质，促进疾病康复，既病防变，减轻结核中毒症状（潮热、盗汗、低热、乏力等）。肺结核的治疗应以西医治疗为主导，标准抗结核治疗方案对非耐药结核疗效确切，但是对于耐药结核，西医往往束手无策，且抗结核药物近几年发展呈停滞状态，所以耐药越来越严重，造成现在的结核病治疗起来困难重重。中医在肺结核病治疗上，从抗菌效果来讲，和西药相比没有那么强大的杀菌作用。但是中药有它的优势，细菌对中药无法产生具体的耐药。所以，对于一些耐药肺结核的治疗当中，配合中药治疗可以增加西药的疗效，减缓西药耐药的产生，可以改善患者的一些临床症状。

　　关于中医对肺痨的治疗方法，首先要经过辨证分型，然后采取针对性的治疗。中医把肺结核分为阴阳两虚型、气阴耗伤型、肺阴亏损型、阴虚火旺型。不同类型的肺结核，用不同的方剂加以调整治疗。但要注意的一点是，中草药治疗效果比较缓慢一些，如果是重症肺结核患者，或者是出现反复大咯血的患者，应及时使用西药控制症状，或者是接受手术治疗。患者的症状得到有效控制以后，使用中草药治疗肺结核，不良反应极小，对身体损害也非常的少。对于肺阴亏损型的患者，常用清热养阴润肺的汤剂。阴虚火旺型的肺结核患者，可以使用百合固金汤合青蒿鳖甲散治疗。气阴耗损的肺结核，需要使用参苓白术散加减。阴阳两虚型的肺结核患者，需要使用补天大造丸加减。

肺结核患者的饮食比较注重高蛋白、高脂肪、高维生素，通过合理的饮食，能够提高患者的免疫力，可以吃瘦猪肉、鸡肉、木耳、柿子、银耳、藕片、胡萝卜、白菜、榛子、核桃、栗子等。在口服抗结核药物时，避免吃豆制品、动物内脏及海鲜等高嘌呤饮食，有咯血的患者，避免辛辣刺激温燥饮食，避免吃辣椒、花椒、桂皮、香叶等调料，避免吃狗肉、羊肉、鸡肉等温补食物。

第十二节　感冒的常见误区

医学上称普通感冒为上呼吸道感染（简称上感）（图 3-4），俗称伤风，其病因多由病毒或细菌感染引起，全年均可发生，寒冷季节发病率最高。其早期的主要症状以上呼吸道感染为主，即鼻、咽、喉部的急性炎症，如咽部干痒或有灼热感、打喷嚏、鼻塞、流鼻涕，一般无发热或仅有低热，病程约为一周时间，如果治疗失误合并进一步感染，可出现体温升高、咽痛、头痛、咳嗽、咳痰，或诱发其他疾病。

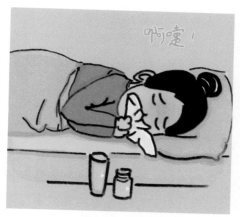

图3-4　感冒

防治普通感冒的误区

误区一：感冒就服抗生素

很多人感冒后喜欢服用抗生素，如阿莫西林、头孢克肟等。感冒是一种上呼吸道疾病，90% 的感冒是由病毒引起的，抗生素对病毒无效。一般感冒服用了抗生素，不但起不了治疗的作用，而且可能增加不良反应和肠道细菌的耐药情况。

误区二：输液感冒好得快

有些人患感冒后，非要输液不可，以为输液好得快。其实，输液主要作用是缓解或减低感冒的疼痛感，让患者身体保持足够的水分，有体力对抗感冒病毒。如果是不太严重的感冒，即使不吃药、不打针，只要多喝水、有充足的睡眠，身体的免疫系统会自然让它痊愈。所以，感冒之后如何治疗，最好遵医嘱，不要执意输液。且有些不正规诊所，往往在输液里加地塞米松等激素类药物，虽然糖皮质激素可以快速缓解感冒症状，但是不会减少感冒病程和严重程度，反而会加重感染，出现一些严重不良反应。

误区三：认为感冒时讲究忌口，不吃鸡蛋或牛奶等"发物"

感冒后会使人食欲减退，而流涕、咳嗽、发热等症状都会增加机体能量的消耗，如果不能通过加强营养及时补充能量，就会延长病程。因此在患感冒后要多吃易消化的食物，口味宜清淡，适当多摄取一些蛋白质、维生素和微量元素，如瘦肉、鱼类、鸡蛋、蔬菜、水果等才有助于康复。

误区四：同时使用多种解热镇痛药感冒恢复快

当受到鼻塞、头痛、发烧等感冒症状折磨时，为了快速消除这些恼人的症状，不少患者同时服用几种感冒药，以求快点达到效果。治疗感冒的药物多数为复方制剂，大部分都含有解热镇痛的功效，如果服用种类混杂，有可能导致药物过量，出现不良反应的风险随之增加。如果要联合用药，应该在医生指导下进行。

误区五：吃热辣的食物能治感冒

有些人在感冒后喜欢吃些热而辛辣的食物，一方面由于生病口淡无味，想以此刺激食欲；另一方面热辣的饮食还可以起到帮助身体发汗的作用。还有些人认为，感冒后，喝酒也能缓解感冒症状。专家指出，感冒在治疗期间的饮食应以清淡、易消化为宜，忌食荤腥油腻及辛辣、酸性和生冷食物。因为在感冒的情况下，辛辣饮食都会刺激呼吸道，加重上呼吸道炎症，而且感冒还会使胃肠道处于一种功能失调的状态，此时吃油腻、辛辣的食物，会增加胃肠道的负担。喝酒能治感冒也是错误的，感冒时喝酒不但易醉，酒精还会加重胃肠道的充血，导致消化不良。

误区六：醋能防治感冒

一直以来，民间都有熬醋熏醋可以消毒、杀菌和预防感冒的说法。在一些疾病预防的资料中，也提到过熬醋熏醋消毒的方法：每次取 100 克食醋，放入容器中加热直至食醋熬干，一天两次，蒸发到空气中的醋酸，可对室内起到一定杀菌作用。其实，醋酸只有达到一定浓度时才有消毒、杀菌的作用，且效果不是很好，所以并不主张使用。而平常生活中的食醋，所含醋酸本身浓度就很低，根本达不到消毒、杀菌的效果，盲目大量使用，反而可能对人体健康带来危害。熬醋熏醋挥发的酸性气体对人体的呼吸道黏膜有刺激作用，如果浓度过高、时间过长，在熏蒸的过程中，会让气管炎、肺气肿、哮喘等患者的病情发作或加重，甚至会灼伤上消化道黏膜。尤其是对于小孩、老人和哮喘患者等群体，用熏醋方法是得不偿失。因此，用熬醋醋熏房间的方法最好不要乱用，平时预防感冒最好的办法就是开窗通风，同时注意休息，加强身体锻炼。

误区七：洗蒸桑拿能治疗感冒

风寒感冒的患者可以洗热水澡、蒸桑拿，让毛孔打开，病毒随之排泄。但蒸完桑拿以后需要注意保暖，因为蒸完桑拿以后毛孔打开，容易导致邪气入里，再次感受风寒邪气，从而导致感冒加重。如果是风热感冒或者暑湿感冒的患者，不建议蒸桑拿，否则会促进化热，导致感冒的症状加重。蒸桑拿时湿邪较大，内湿外湿相合会促进疾病进展，所以对于风热感冒和暑湿感冒的患者不建议蒸桑拿。此外，在蒸桑拿时汗液流失较多，所以在蒸完桑拿以后需避免服用发汗解表药物，以免导致虚脱。而且在桑拿室这种阴暗、潮湿、空气流通不畅的地方容易滋生"隐球菌"。感冒时，人的抵抗力会降低，隐球菌等致病菌最容易通过呼吸道进入人体，从而引发肺炎等疾病。

误区八：滥用抗感冒中成药

认为中药的感冒药都是一样的，实际上中医把感冒分为很多型，比如风寒感冒、风热感冒、暑湿感冒、体虚感冒等。如果不分证型滥用中药，不但不会治疗疾病，反而会使疾病加重。

误区九：认为打了流感疫苗就可预防感冒

流感疫苗是抵御流感病毒的疫苗，对预防普通感冒没有疗效。虽然二者都是呼吸道感染的疾病，但是病原菌不同，临床症状有差别，预防和治疗的方法也不一样。普通感冒全年均可发生，病例分布为散发性，早期一般不发热。流感常发生于秋末或冬季，由流感病毒感染引起，其特点是具有流行性，经空气飞沫传播，可引起区域性、全国性，甚至世界性的大流行。发病的突出症状是起病急剧、寒战、高热、全身肌肉酸痛等，合并呼吸道细菌感染的发生率高。

误区十：认为感冒是小毛病，应带病坚持工作

医学实践证明，当睡眠减少、劳累过度、寒冷刺激时，人体的抵抗力下降，细菌和病毒便乘虚而入，诱发疾病。特别是感冒后不注意休息，病原体更易侵入身体其他部位，继发感染引起化脓性扁桃体炎、化脓性鼻窦炎、细菌性支气管炎，个别患者还可能转为肺炎、心肌炎、肾炎等严重疾病。尤其是老年人和慢性病患者可使慢性支气管炎、支气管哮喘、心脏病、肾病、癌症等慢性病加重或恶化，甚至危及生命。所以，睡眠和休息是恢复健康、缩短病程的有效方法。另外，许多治疗感冒的复方药物制剂含有马来酸氯苯那敏（扑尔敏），易引起嗜睡的不良反应，不利于患者坚持工作。

第十三节　流行性感冒的中医治疗

流行性感冒是人类面临的重要公共健康问题之一，针对流感，西医学除了早期给予抗病毒药物和对症支持治疗

外，没有更好的办法。古代中医学在流感防治中曾积累了大量的经验，值得我们借鉴。流感，中医称为时行感冒，是以热疫、寒疫病毒引起的一种临床常见的急性传染病。常暴发流行，迅速传染，急骤起病，症状严重，甚至导致死亡，须积极防治。本病一年四季均可发病，小儿、老年体弱者最易发病。

流感与普通感冒鉴别：普通感冒是以局部症状为主，发热，头痛，鼻塞，流涕，喷嚏，周身酸楚不适，一般不传变；时行感冒则已全身症状为主，多呈流行性，多数人同时起病（有接触史），迅速蔓延，恶寒壮热，体温可高达39~40 ℃，头痛如破，全身酸痛，颜面潮红，口鼻气热，重者高热持续不退，喘促气急，唇甲青紫，甚则神昏、谵妄，小儿可发生惊厥，出现传变。

（一）分证论治

1. 风热犯表证

临床表现：表现为发热（或不发热），恶寒轻或不恶寒，流脓黄涕，痰黄稠，咽痛，舌淡红苔白，脉浮紧为特征。无须所有症状俱全，以咽痛、恶寒轻为辨证要点。

治则：辛凉透表，清热解毒。

方剂：银翘散加减。常用药物：连翘、银花、薄荷、牛蒡子、荆芥穗、淡豆豉、竹叶、桔梗、生甘草。

2. 表寒里热证

临床表现：微恶风寒，壮热，全身酸痛，口微渴，面红目赤，舌红，尿赤，苔黄，脉浮数有力。

治法：解表清里。

方剂：麻黄石甘汤加减治疗，或防风通圣散表里双解。常用药物：麻黄、杏仁、生石膏、甘草、防风、川芎、当归、芍药、大黄、连翘、黄芩、荆芥、栀子。

3. 热郁腠理证

临床表现：壮热，口渴，胸胁苦满，口苦咽干，目赤耳聋，或呕，大便秘结，或胸胁溅溅汗出，舌红赤，苔薄黄而干，脉弦数有力。

治法：辛凉和解。

方剂：加减大柴胡汤。常用药物：柴胡、薄荷、陈皮、元芩、川连、元柏、栀子、白芍、枳实、川军、广姜黄、白僵蚕、全蝉蜕、生姜。

4. 邪犯膜原证

临床表现：发热，或微恶风寒，恶心呕吐，腹痛腹泻，尿少色黄，舌红苔黄，脉浮滑而数。

治法：清热和胃，透达膜原。

方剂：达原饮。常用药物：槟榔、厚朴、草果、知母、芍药、黄芩、甘草、水煎服。

5. 热毒闭肺证

临床表现：突然高热不退，胸闷，剧烈咳嗽，咳痰血，呼吸困难，口渴，烦躁不安，尿黄短而赤，口唇紫黯，苔黄而干，脉浮数。

治法：清热解毒，宣肺止咳。

方剂：加味神犀丹。常用药物：犀角、金银花、连翘、杏仁、紫草、桔梗、大青叶、黄芩、生石膏、枳实、羚羊角。水煎服。

6. 热陷心包证

临床表现：持续高热，头痛剧烈，神昏谵语，循衣摸床，烦躁不安，惊厥抽搐，小便赤涩，舌红赤，苔黄厚而干，脉洪数。

治法：清热泻火，开窍通络。

方剂：清营汤合羚角钩藤汤加减。常用药物：犀角、连翘、山栀子、丹皮、石菖蒲、竹叶，生地黄、玄参、麦冬、银花、连翘心、黄连、丹参。

（二）流感生活调护

（1）保持室内空气流通，避免去人群聚集场所。

（2）咳嗽、打喷嚏时应使用纸巾等，避免飞沫传播。

（3）经常洗手，避免脏手接触口、眼、鼻。

（4）流行期间如出现时行感冒样症状及时就医，并减少接触他人，尽量居家休息。

（5）加强户外体育锻炼，提高身体抗病能力。

（三）流感饮食调理

宜清淡饮食，进食易消化富含维生素的食物。注意多饮水，以温开水为主。清淡饮食，少吃甜食，禁食肥腻食物，禁食辛热食物，不宜吃烧烤煎炸的食物，应忌烟酒。

第十四节　中医治感冒有妙招

一、什么是感冒？

发热＝感冒？

答案是否定的！

以下疾病有可能发热：病毒性心肌炎、肺炎、脑膜炎、禽流感、手足口病、急性胃肠炎、胆囊炎、胰腺炎、阑尾炎、肾盂肾炎等。

现代医学证实，70％~80％的感冒由病毒引起。主要有流感病毒（甲、乙、丙）、副流感病毒、呼吸道合胞病毒、腺病毒、鼻病毒、埃可病毒、柯萨奇病毒、麻疹病毒、风疹病毒。感冒，又称"伤风"，是指感受风、寒、湿、暑、燥、热（火）等外邪，而出现鼻塞、流涕、喷嚏、咳嗽、头痛、恶寒发热、全身不适等症状的一种常见外感病。如见广泛流行，症状较重，则又称为"时行感冒"。"时行感冒"即现代医学所称的流行性感冒，简称"流感"，是由流感病毒引起的急性呼吸道疾病。临床特点是起病急、病程短、高热、乏力、全身肌肉酸痛等呼吸道症状。流行性感冒特点：传染性大，进展快，病情较重，易引起暴发及大流行。

二、感冒特点

①外邪入侵的病位主要在肺卫，以风热、风寒为主，常兼夹暑、湿；②外邪容易入里化热，损伤人体津液，常伴口干、舌燥、全身乏力等症状。治疗重在解表祛邪和清热生津。

三、感冒的中医治疗

感冒主要是由病毒感染，且目前西药治疗病毒感染尚不成熟，所以一般不应使用抗生素，西医治疗感冒以对症为主。

发热—"退烧药"—降温

咳嗽—"止咳药"

鼻塞、流鼻涕—"收鼻水药"（麻黄碱类）

头痛—解热止痛药

另外：多休息、多饮水、室内保持空气流通。

中医治疗：采用中成药或辨证施治的原则对上呼吸道感染有其独到之处。

1. 外感风寒

症状：鼻塞声重，鼻痒喷嚏，流涕清稀，咳嗽痰多清稀，甚则发热（轻）。恶寒（重），无汗头疼，肢体酸痛，舌苔薄白，脉浮紧。

治则：辛温解表，宣肺散寒。

方药：荆防败毒散。

荆芥、防风、柴胡、川芎、枳壳、羌活、独活、茯苓、桔梗、前胡、甘草。亦可以用葱豉汤解表发汗散热，或用葱白、生姜煲水外洗或泡脚。

2. 外感风热

症状：发热恶风，或微恶寒，头痛，鼻塞流浊涕，咳嗽痰黄，口干渴，咽喉红肿疼痛，舌边尖红，苔薄黄，脉浮数。

治则：辛凉解表，宣肺散清热。

方药：银翘散。

银花、连翘、桔梗、薄荷、竹叶、生甘草、荆芥穗、淡豆豉、牛蒡子、鲜芦根。

中成药：可使用维 C 银翘片、夏桑菊冲剂、抗病毒口服液等。

夏桑菊：夏枯草、桑叶、菊花等组成，有疏风清热、清肝明目、解毒等作用，用于风热感冒伴有头昏目胀、咽喉肿痛者佳。

3. 外感暑湿

症状：身热微恶风寒，少汗，肢体酸重疼痛，头昏重而胀痛，咳嗽痰黏，鼻塞流涕，胸脘痞闷，纳差，恶心呕吐，口中黏腻，口不渴或渴饮多，或心烦，或大便不爽，小便赤，舌苔黄腻，脉濡数。

治则：清暑祛湿，宣肺解表。

方药：五味香薷饮加味。

香薷、扁豆、厚朴、茯苓、甘草、青蒿、山栀、鲜荷叶。

中成药：可选用广东凉茶，其有清热解暑，生津止渴作用。

高热抽搐、神昏谵语者，可选用安宫牛黄丸、紫雪丹等。最重要的是尽快送医，同时防止抽搐咬伤舌头。

4. 气虚感冒

症状：发热恶寒，头身疼痛，咳嗽鼻塞，自汗出，倦怠无力，短气懒言，舌淡苔白，脉浮而无力。

治则：益气解表，调和营卫。

方药：参苏饮。

党参、甘草、茯苓、苏叶、葛根、半夏、陈皮、前胡、桔梗、木香、枳壳、生姜、大枣。若平素气虚自汗，反复感冒者，可用玉屏风散进行预防。

四、感冒的食疗

1. 葱白粥

来源：《济生秘览》

原料：粳米 50 克，葱白、白糖各适量。

制作：先煮粳米，待粳米将熟时把切成段的葱白 2~3 茎及白糖放入即可。

用法：每日 1 次。热服，取微汗。

功效：解表散寒，和胃补中。适用于风寒感冒。

2. 姜糖饮

来源：民间验方

原料：生姜片 15 克，葱白适量，红糖 20 克。

制作：将葱白切成约 3 厘米长的段（共 3 段）与生姜一起，加水 500 mL 克煮沸，加入红糖即可。

用法：趁热一次服下，盖被取微汗。

功效：止呕吐，除风湿寒热，发汗解表，和中散寒。适用于风寒感冒、发热头痛、身痛无汗者。

3. 米醋萝卜菜

来源：经验方

原料：生萝卜 250 克，米醋适量。

制作：将萝卜洗净切片，加米醋浸数小时。

用法：当菜下饭。每日 1 剂。

功效：辛凉解表，消食解毒。适用于流行性感冒。

4. 杭菊糖茶

来源：民间验方

原料：杭菊花 30 克，白糖适量。

制作：将杭菊花放茶壶内开水浸泡，加白糖适量。

用法：代茶饮服。

功效：通肺气止咳逆，清三焦郁火。适用于风热感冒初起、头痛发热患者。

5. 葱豉汤

来源：《孟诜方》

原料：连须葱白 30 克，淡豆豉 10 克，生姜 3 片，黄酒 30 克。

制作：将葱白、淡豆豉、生姜加水 500 mL，煎沸再加黄酒煎煮。

用法：热服，服后盖被出汗。

功效：解表和中。

西瓜：解暑除烦、止渴利水的作用，前人将西瓜比喻为"天然白虎汤"（白虎汤以石膏为主药，有清热泻火作用）。

绿豆：有清热解毒、消暑止渴、利尿作用，要连皮（绿豆衣）使用，绿豆其凉在衣，即绿豆皮清热解毒力较强。夏天可单味煎汤代茶，可预防中暑。

马蹄：清热、凉血、解毒、通便、化痰作用，适用于痰热兼有大便秘结者，民间常配红萝卜煎汤，经济实用，口碑佳。

梨汁：清肺热、生津止渴作用，民间常用雪梨炖冰糖，但生吃或榨汁效果更佳，痰湿咳嗽者不宜。常配西瓜汁、鲜生地汁、蔗汁（四汁饮）；或配马蹄汁、鲜芦根汁、麦冬汁、藕汁（五汁饮）。

藕汁：鲜用有清热凉血止血作用，发热兼有出血症状最为适宜。

生姜：有发热止呕作用，用于外感风寒、胃寒呕吐。前人称生姜为"治呕要药"。

胖大海：清热润肺，利咽解毒，润肠通便作用，用于发热声哑，干咳无痰，咽喉干痛，热结便闭者。胖大海与冰糖同熬之后，当饮料喝。

罗汉果：清肺利咽，化痰止咳，润肠通便作用，是"王老吉""黄振龙"凉茶主要组成之一。用于慢性咽炎效果较好。

薄荷：疏散风热，清利头目，利咽透疹作用，用于风热感冒伴头痛咽痛者，泡水喝。

第十五节　慢性咽炎中医有奇招

慢性咽炎（图3-5），俗称"咽喉炎"，中医称"喉痹""梅核气"等。慢性咽炎主要是口咽部黏膜与黏膜下组织的慢性炎症。慢性咽炎不但发病率高，而且病程往往较长，可达数月、数年、十数年，是一种十分常见又令人讨厌的疾病，虽然一般不很严重，但咽喉不舒服的感觉时轻时重，容易反复，难以根治。

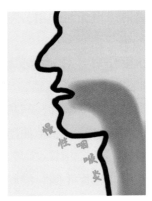

图 3-5　慢性咽喉炎

慢性咽炎的病因主要有两方面，一方面是上呼吸道感染，比如鼻炎、鼻窦炎、急性咽炎反复发作，长期慢性刺激；另一方面也是很常见，而且很容易被患者及医生忽视的，就是来自上消化道的刺激，比如胃病引起的胃酸反流，胃酸长期刺激咽喉部。胆囊炎、胆石症也可以引起咽炎的症状。其他病因包括：心理因素和精神状态也是咽炎的一个因素，特别是女性患者。情绪不佳时发病或者病情加重，工作忙或者精神好时减轻好转。让患者确信自己没有器质性疾病，并加强患者的心理卫生教育也是治疗的一个重要手段。让患者保持乐观的生活态度，良好的心理状态都会有好的效果。

慢性咽炎西医治疗往往疗效欠佳；可针对其病因给予相应的治疗，因鼻咽部疾病所致咽炎可尝试抗组胺药物，如氯雷他定、扑尔敏等；对于消化道疾病所致，可给予抗反流药物治疗，不建议常规使用抗感染药物。

中医认为，慢性咽炎系风热喉痹反复发作，阴津暗耗、虚火上炎，熏灼咽部，或肺阴不足等所致。中医药治疗慢性咽炎的方法，主要是通过望、闻、问、切四诊结合现代医学的专科检查法，将局部症状与全身症状结合起来进行辨证，根据人的体质、年龄、季节等因素，提出具体的治法和方药。其对慢性咽炎的辨证施治内容为：

（1）肺肾阴虚证：表现为咽干刺痒微痛，灼热不适，夜间尤甚，咽腔微红肿胀，乏津干燥，干咳少痰，腰膝酸软，手足心热；舌红少苔，脉细数。治宜滋养肺肾，降火利咽。方用百合固金汤加减。常用药物：百合 15 g，生地黄 15 g，熟地黄 15 g，玄参 15 g，麦冬 12 g，当归 12 g，川贝母 12 g，桔梗 10 g，牛膝 20 g，甘草 6 g。咽干甚，加北沙参 15 g，天花粉 12 g；阴虚夹痰，加丹皮 15 g，丹参 15 g。

（2）肝经郁热证：咽部闷胀不舒，异物感明显，情志不畅时尤甚，急躁易怒，胸胁闷胀；舌红苔黄，脉弦数。治宜疏肝清热，理气利咽。方用丹栀逍遥散加减。常用药物：丹皮 15 g，栀子 12 g，柴胡 12 g，郁金 12 g，茯苓 12 g，薄荷 10 g，当归 12 g，生白芍 15 g，苏梗 10 g，甘草 6 g。咽底赤瘰多，加僵蚕 15 g、生牡蛎 15 g。

（3）气血瘀阻证：咽干刺痛，夜间痛甚，活动后减轻，咽腔暗红肥厚；舌黯或有瘀斑，苔薄，脉涩。治宜行气活血、化瘀利咽。方用活血利咽汤。常用药物：当归 15 g，红花 10 g，桃仁 12 g，生地黄 15 g，枳壳 12 g，桔梗 10 g，土元 10 g，山豆根 12 g，甘草 3 g。

（4）痰湿上结证：咽异物感明显，咽腔色淡或淡红，肿胀肥厚，咽底附白黏痰液，胸胁闷胀，泛恶欲呕，脘闷纳呆，咯痰白黏量多；舌淡苔白腻，脉滑或弦。治宜燥湿化痰、散结利咽。方用化痰利咽汤。常用药物：制半夏 12 g，陈皮 15 g，茯苓 12 g，胆南星 10 g，僵蚕 15 g，苏梗 15 g，浙贝母 15 g，海浮石 15 g，甘草 3 g。

（5）肾阳虚弱证：咽部不适，紧闷如堵，遇寒尤甚，咽腔淡白微肿，如猪油样，咽底小瘰色白，口淡不渴或咽干欲热饮，面白肢冷，腰脊冷痛，精神不振；舌淡苔白，脉沉迟。治宜温肾壮阳、散寒利咽。方用金匮肾气丸加减。常用药物：制附子 6 g，肉苁蓉 6 g，肉桂 6 g，熟地黄 15 g，山药 12 g，山萸肉 12 g，丹皮 10 g，泽泻 12 g，茯苓 15 g，细辛 3 g。纳差者，加扁豆 15 g，砂仁 10 g；肢冷畏寒，加桂枝 12 g，狗脊 12 g。

除了药物治疗，日常生活调理对防治慢性咽炎有很重要的作用，保持室内合适的温度和湿度，空气新鲜，是防治慢性咽炎的有效措施。居室空气干燥及过冷、过热、过湿都可影响咽部黏膜的防御机能，造成功能障碍，咽部感觉异常，日久而成慢性咽炎。早晨、饭后及睡觉前漱口、刷牙，可以保持口腔清洁。勿疲劳熬夜，坚持户外活动，戒断烟酒等不良嗜好，同时，防治口鼻疾病，消除炎性病灶，对防治咽炎也不容忽视。

日常饮食调理也有防治慢性咽炎和减少其复发的作用。多吃富含胶原蛋白和弹性蛋白的食物，如猪蹄、猪皮、蹄筋、鱼类、豆类、海产品等，有利于慢性咽炎损伤部位的修复。多摄入富含 B 族维生素的食物，如动物肝脏、瘦肉、鱼类、新鲜水果、绿色蔬菜、奶类、豆类等，有利于促进损伤咽部的修复，并消除呼吸道黏膜的炎症。少吃或不吃煎炸、辛辣刺激性食物，如油条、麻团、炸糕、辣椒、大蒜、胡椒粉等。经常饮用一些利咽生津的食疗饮品，以下供参考：绿茶蜂蜜饮：绿茶 5 克，蜂蜜适量。将绿茶置杯中，冲入沸水，加入蜂蜜饮服，每日 1 剂，可清热利咽，润肺生津。百合绿豆汤：百合 20 克，绿豆 50 克，冰糖适量。将百合、绿豆加清水适量煮熟，加入冰糖饮服，每日 1 剂，可清热润肺，养阴生津。麦莲冰糖饮：麦冬 15 克、白莲子 15 克、冰糖适量，加水适量同煲后代茶饮用，有滋阴益肾、生津止渴之功效。无花果煲冰糖：无花果 25 克、冰糖适量，加水煲之饮用，每日一次，有益气生津，润肺化痰之功效。

慢性咽炎病程长，很难治愈，且经常有异物感，造成患者反复就医。其预后无明显不良后果，发展成恶性病变的可能性不大。若患者实在有顾虑，可定期检查（3~6 月，喉镜检查）。

第十六节　肺结节的中医治疗

肺小结节属于现代疾病，主要指肺内直径 ≤ 3 cm 的局灶性、类圆形、密度增高的实性或亚实性肺部阴影。在我国古代医籍中并没有出现过。那么对于这个现代疾病，中医药是怎么认识的，是通过什么方法干预或者是治疗的，接下来给大家详细讲解。

由于大部分肺结节并无症状。根据肺结节的病位在肺，病理产物为有形之积，且有恶变可能，参考肺癌的中医病名及相关病因病机，为有形之邪积聚于胸中而致，故将肺结节归于"肺积""痰核"范畴。

肺积，为五积之一，首见于《难经·五十四难》："肺之积，名曰息贲。"《济生方》卷四："息贲之状，在右胁下，大如覆杯，喘息奔溢，是为肺积。"

痰核，泛指体表的局限性包块，多因脾弱不运，湿痰结聚于皮下而成。症见皮内生核，多少不等，包块不红不热，不痛不硬，推之可移，多发于颈项，下颏、四肢及背部等处（《医学入门》卷六）。

由上所见，现有的"肺积"和"痰核"并不能很好的概况肺结节的病因病机，需要深入的认识。由于肺结节患者大部分无症状，故采用中医体质学说去认识肺结节的中医病因病机。《素问·三部九候论》云："先度其肥瘦，骨肉、皮肤，能知其情，以为诊法也""肥人多中风，瘦人易痨嗽""要知易风为病者，表气素虚；易寒为病者，阳气素弱"，表明体质不同，诊治各异。

体质是在先天禀赋和后天获得的基础上，所形成生理和心理方面综合的且相对稳定的特质。中医体质学说反映生命过程中生理特性和形态特征等方面对外界自然社会环境的适应能力，同时反映某些疾病的易感因素和疾病发展的倾向转归。目前最常用的体质分类方法是王琦体质九分法，据此中华医学会正式颁布了《中医体质分类与判定》，分为平和质、气虚质、阳虚质、阴虚质、痰湿质、湿热质、血瘀质、气郁质、特禀质。

根据亚实性结节和实性结节患者中医体质类型的不同，采用中药对肺结节的治疗进行初步探讨。将肺结节分为亚实性结节（虚结）和实性结节（实结）。

1. 亚实性结节（虚结）

病机：阳气受损，气化失常，饮聚痰结。

治法：温阳益气，化痰散结。

方药：苓桂术甘汤加减（《金匮要略》）。

山慈姑 6 g	黄芪 12 g	白术 10 g	茯苓 15 g
防己 8 g	炙甘草 8 g	桂枝 8 g	赤芍 8 g
淫羊藿 8 g	柴胡 8 g	浙贝 10 g	生姜 6 g

2. 实性结节（实结）

病机：气血不畅，痰瘀互结。

治法：活血，化痰，消癥。

方药：桂枝茯苓丸加减（《金匮要略》）。

山慈姑 10 g	黄芪 12 g	淫羊藿 8 g	柴胡 8 g
赤芍 8 g	丹皮 10 g	生牡蛎 15 g	浙贝 10 g
茯苓 10 g	三七 6 g	桃仁 6 g	炙甘草 6 g

3. 按"体质类型"进行用药加减

（1）阳虚体质：加补骨脂、干姜。

（2）阴虚体质：加沙参、麦冬、竹茹、生地黄，减桂枝、淫羊藿、柴胡。

（3）气虚体质：加太子参、山药。

（4）气郁体质：加香附、白芍、百合、麦芽。

（5）瘀血体质：加红花、丹参。

（6）湿热体质：加瓜蒌、黄芩、栀子、夏枯草，减桂枝、淫羊藿。

（7）痰湿体质：加天南星、橘核、半夏。

（8）特禀体质：加荆芥、防风、蝉蜕、苦参。

第十七节　中医治疗尘肺大有可为

尘肺病是在长期的职业活动中，吸入煤矿粉尘和（或）结晶二氧化硅等各种各样的生产性粉尘，并在肺内潴留而引起的以肺部弥漫性纤维化改变为主的一组职业性肺部疾病的统称。

尘肺病不可逆转，一旦发病，终生无法治愈，死亡率高达 22%，被称为中国头号职业病，也被称为"慢性癌症"，危害大、影响广、患者多，目前全国尘肺病患者多达 600 万人。

（一）尘肺病——沉重的医疗负担

据《中国尘肺病农民调查报告（2019）》显示，尘肺病病患农民去年年平均收入中位数为 20 000 元，年平均总支出中位数为 25 000 元，其中 64% 的尘肺病病患农民家庭处于入不敷出的状态。

（二）中医药——经济实惠有疗效

当前，尘肺病治疗难点在于缺乏有效的治疗措施，西医理论上认为肺组织纤维化是不可逆转的，患者喘咳憋闷，苦不堪言，故有"慢性癌症"之说。

我国现行主要治疗尘肺病的方法源自西医，主要包括抗肺纤维化的药物治疗、合并症的综合治疗、肺移植、大容量肺灌洗等。但西医的常规治疗方法属于"对抗疗法"，即针对病灶和症状进行直接治疗。尤其对于三期的患者，现在最多只能缓解其病痛，缺乏有效的治愈手段。

目前尘肺病主要集中在发展中落后国家，防护意识缺乏，医疗研发落后，而发达国家虽然研发力量强，但是尘肺病患者却很少，没有利益驱动，故研发也跟不上。而中国有着5000多年的历史，中医有文字记载的历史就将近3000年，中医药是一个伟大的宝库，需要发掘出用来治疗尘肺的有效方法。

1. 尘肺病病机

尘肺病主因粉尘吸入，沉积于肺，阻塞肺络，使肺失清肃，主气司宣发功能减弱。尘邪积肺，损伤肺气，涉及脾、肾。本病病变首先在肺，继则影响脾、肾，后期病及于心。尘肺病的病机与特发性肺纤维化相似，可概括为"尘痹肺络、积损伤正"。尘痹肺络即尘毒积肺、痹阻肺络；积损指痰浊、瘀血稽留及其互结积累并日益损伤肺气；伤正指肺气损伤、日久累及脾肾，肺、脾、肾虚损。积损与伤正互为因果，积损难复，终致肺失所用。

2. 证治纲要

尘肺病常见证候为实证类（燥邪伤肺证、痰湿阻肺证）、虚证类（肺气虚证、肺脾气虚证、肺肾气虚证）、兼证类（血瘀证）三证类六证候，这些虚实类证候很少单独存在而常兼见，临床上常呈虚实夹杂。在疾病早期则以实证类燥邪伤肺证为主，常兼有气阴两虚证等。随着疾病的进展，在疾病中后期则为虚实夹杂、以虚为主，以肺气虚证、肺脾气虚、肺肾气虚证等为主，常兼有痰湿、血瘀及痰瘀互结。

3. 治疗大法

以祛邪扶正为大法，早期以润肺清燥为主，佐以补肺之气阴；疾病后期以补肺健脾益肾为主，佐以化痰、活血通络甚至软坚散结。该病的具体治法体现于补、润、化、消：补即补虚、补益，根据不同虚证或补益肺气，或补肺健脾，或补益肺肾等；润即滋润濡养，根据燥热阴伤的侧重或兼证不同，或养阴润燥，或清热润燥，或益气润燥；化即清化燥热、燥湿化痰、活血化瘀；消即消积散结、消坚散结，即"坚者削之""结者散之"，消法常寓于活血、化痰、软坚之中。

4. 常用方剂

①肺气虚证：补肺汤合人参养肺汤加减。

②肺脾气虚证：六安煎合六君子汤加减。

③肺肾气虚证：人参补肺饮合人参补肺汤加减。

④痰湿内阻证：六安煎合薏苡仁散加减。

⑤血瘀证：血府逐瘀汤加减。

总之，对于尘肺病的防治而言，其关键在于预防，对于企事业单位需要采取有效的预防措施以遏制新发尘肺病。对于尘肺病患者而言，需要及时脱离粉尘接触，加强体育锻炼。其预后受工种、接尘时间、尘肺期别及治疗等因素影响。一般而言，素体较壮、接尘时间短、及时脱离粉尘接触、并发症少、接受康复训练、治疗及时者，一般预后较好，反之则迁延、恶化，如出现喘息、气促、心悸、不能平卧、动则加重、面目甚至下肢浮肿等，如不及时救治则预后不良。

第十八节　新型冠状病毒肺炎怎样治疗

中医认为新冠病毒(图3-6)肺炎属"疫病"范畴，诚如《字林》曰："疫，病流行也。"人体感染疫毒发病，其内在因素是正气不足，即"邪之所凑，其气必虚"。中医药防控疫病具有独特的理论、丰富的实践经验、完备的适宜技术和简便的保健方法，倡导天人相应、扶正祛邪和三因（因人、因时、因地）制宜。

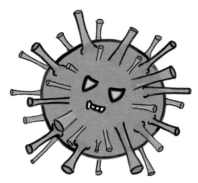

图 3-6　新型冠状病毒

新冠肺炎发病早期，许多患者表现为发热，多为低热，伴乏力、周身酸痛，干咳为主，无痰或少痰，胸闷憋气，食欲不振，可伴恶心，呕吐，大便黏腻不爽。舌苔白腻，舌质淡红。这个阶段病因是什么呢？湿毒郁肺，就是说湿气太多，都堵在肺里了。如何治疗呢？《新型冠状病毒感染的肺炎诊疗方案（试行第八版修订版）》给出的基本方——清肺排毒汤，有化湿解毒宣肺透邪之效。

当外邪内侵，损伤正气，正气亏虚，若出现胸闷痞满、腹泻便溏、舌苔厚腻，苔黄等症，湿气化热，这一阶段病情逐渐转重了，热邪较重，壅堵在肺，所以治法需清热解毒，宣肺平喘。这一阶段推荐两个名方：麻杏石甘汤、银翘散。麻黄辛温宣肺定喘，打开全身的毛孔，让肺里面的热邪从皮毛出，等于把家里的窗户打开，让闷热的空气散出去。石膏辛寒直清里热，等于给沸腾的锅里加凉水，石膏既可以清热又可以生津，石膏降胃火肺火大肠火，可以同时把身体里的火分别从小便大便出。麻黄配石膏，清宣肺中郁热而定喘平咳，杏仁宣肺降气而治咳，协同麻黄更添平喘之力，甘草和中缓急，救津液，扶正，补脾胃。银翘散，现代医家尊为"温病第一方"，由温病四大家之一的吴鞠通所创制，以金银花、连翘为君药，芳香清解，既能辛凉透邪清热，又可芳香辟秽解毒，配上荆芥、豆豉辛温，助君药开皮毛而祛邪外散，从而做到邪以出路，加上薄荷、牛蒡子疏风清热，利咽止痛；竹叶除烦，芦苇生津，桔梗清肺，甘草调和，全方清热透邪，顾护阴液，可使热邪去，病自安。

若温热之邪由肺卫直接逆传入心包，将出现呼吸困难、神志不清、烦躁不安、四肢厥冷之症，说明邪热炽盛，病情危笃。这个阶段最严重，如果不及时救治就会出现生命危险。此时当辅以四逆汤合人参汤、生脉散、苏合香丸或回阳救急汤等回阳固脱，开窍救逆；推荐中成药血必净注射液、热毒宁注射液、痰热清注射液、醒脑静注射液、参附注射液、生脉注射液、参麦注射液等。

国家中医药管理局推荐清肺排毒汤，适用于轻型、普通型、重型患者，在危重型患者救治中可结合患者实际情况合理使用。清肺排毒汤由麻杏石甘汤、射干麻黄汤、小柴胡汤、五苓散四个方剂 21 味药有机组合在一起，化裁为一个新的方剂。包含的四方皆出自《伤寒杂病论》。麻杏石甘汤辛凉解表，清肺平喘；五苓散是利水渗湿剂；小柴胡汤祛邪为主，兼顾正气；射干麻黄汤升降同施，温润并用，宣肺散寒，化饮止咳。清肺排毒汤在抗疫战场中发挥作用，临床证明总有效率达 90% 以上。

最后，中医治疗一定要辨证用药！各地可根据病情、当地气候特点及不同体质等情况，进行辨证论治。另外强调一点，中药治疗是对症治疗，不是针对病毒，而是调节机体的平衡。

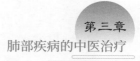

第十九节　肺部疾病的中医适宜技术治疗

一、冬病夏治

随着中医事业的不断发展，"冬病夏治"的概念已然逐渐流行并渐渐深入人心。"冬病夏治"是体现了中医"治未病"的思想。"治未病"最早出现于《黄帝内经》"不治已病治未病"，是迄今为止我国医药卫生界所遵守的"预防为主"战略的思想起源。"冬病夏治"是中医"春夏养阳"理论的具体体现与应用。

（一）冬病

在冬日阳气不足的前提下，以阴寒之邪为主、多因素复合形成"伏邪宿根"，进而导致了经气脉络严重受阻的病机特征。

（二）夏治

是以"起沉疴、复阳气、通脉络"为主要目的的治疗策略。夏季三月，从立夏、小满、芒种、夏至，到小暑、大暑，是一年之中阳气最盛之时，人体阳气发泄，新陈代谢旺盛。阴阳消长，体内的阴寒邪气就处于最弱的阶段。阳虚体质者易于秋冬季节感受寒邪，或体内有"宿痰""伏饮"等阴寒邪气，则可于春夏两季助阳升发之势，给予适当的养阳之品，药物之阳借助机体生发之阳而起到抑阴补阳的作用，从而阳虚体质得到纠正，阴寒邪气得以祛除。

（三）冬病夏治怎么治？

清代张璐《张氏医通》采用白芥子、细辛、延胡索、甘遂共为末，入麝香调敷肺俞、膏肓、百劳等穴位治疗冷哮是冬病夏治防治哮喘的先河。清代徐灵胎有言"用膏贴之，鼻塞其气、使药性从毛孔而至肤理，通经贯络，或提而出之，或攻而散之，较之服药尤有力，此至妙之法也"。由此产生了三伏贴等收效明显的传统冬病夏治疗法。

在肺病科，对于寒症、虚证（肺虚、脾虚、肾虚）为主的支气管哮喘、COPD、反复呼吸道感染、慢性咳嗽、过敏性鼻炎等疾病均有显著的疗效。

临床常根据患者病情与个人经验选定穴位。慢性咳喘患者，选取肺俞、定喘、天突、大椎、膻中、神阙、肾俞，病情较严重者加膈俞和心俞。支气管哮喘、慢性支气管炎患者选用天突、肺俞和定喘，过敏性鼻炎则再加迎香、膻中，易感冒者加大椎，肺气肿者加身柱穴等。此外，尚有丰隆、足三里、涌泉等穴位也有不同的治疗效果。

（四）"冬病夏治"的禁忌证有哪些？

（1）皮肤有创伤、溃疡、感染、皮肤疾病者禁忌敷贴。

颜面五官部位、关节、心脏和大血管附近慎用敷贴。孕妇、糖尿病患者、结核病、艾滋病或其他传染性疾病慎用敷贴。

（2）高热、大量吐血、中风闭证及肝阳上亢头痛者，一般不适宜用灸法。

（3）部分在头面部或重要脏器、大血管附近的穴位，应尽量避免施灸或选择适宜的灸法，特别不宜用艾炷直接灸。另外，孕妇小腹部禁灸。

（4）发热性疾病、出血性疾病、严重心肝肾功能障碍者慎用"冬病夏治"系列疗法。

（五）三伏贴需要注意什么？

1. 着装

敷贴时注意着装，由于很多疾病要在颈背部、腹部、腰部、腿部进行贴药，所以不建议女士们穿连衣裙、连身衣，最好是选择深色的、较宽松的衣服，避免药膏弄脏衣服。考虑美观问题，贴在暴露部位的穴位，请缩短敷贴时间，或选择贴巴布剂。

2. 饮食

敷贴当日饮食宜清淡，忌食辛辣刺激性食物及海鲜、蘑菇、牛肉、韭菜等发物，少吃寒凉食物；敷贴当日建议不宜游泳，贴后亦忌立刻洗澡，建议沐浴时清水外洗，不宜用较多的碱性洗剂防止皮肤过敏。

3. 生活起居

夏季炎热，敷贴期间建议远离空调、电风扇，室温太高必须使用空调时，请将温度调至22~25℃，不可过冷，以免因毛孔开放、寒气入内，引起外感。

4. 运动

适度锻炼，尽量减少运动，避免汗出过多，敷贴药物脱落。

5. 时间

敷贴成人贴4~6小时，儿童贴1~2小时，若感觉不适，可提前取下。成人每次敷贴8~10个穴位，儿童每次6~8个穴位，每次间隔7~10天进行一次敷贴。

此外在敷贴后局部皮肤会产生潮红、灼烧感、轻微刺痛、色素沉积或者小水疱等生理反应，均无须特殊处理，小水疱让其自然吸收即可。也可能出现红肿、溃疡、疼痛、大水疱或过敏等不良反应。则应停止敷贴，采用一些外用软膏进行症状缓解，但凡皮肤有溃破甚至大范围全身过敏现象，则应及时就医。

二、灸法

灸法（图3-7），古称灸焫（音若，同爇），是将艾绒或其他药物放置在体表的穴位上烧灼、温熨，利用灸火的温和热力及药物的作用，通过经络的传导，起到温通气血、扶正祛邪、调整内脏的生理功能，从而达到治疗疾病和养生保健的一种外治法。

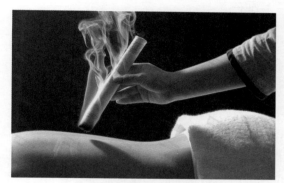

图 3-7　灸法

（一）适用范围

适用于流感、哮喘（热性哮喘和对艾草过敏者除外）、咳嗽、支气管炎；对早、中期癌症有明显的止痛消炎作用，并可增加食欲、提高免疫功能；亦可青春美容、身强体健、延缓衰老。

（二）分类

1. 从形式上分类

艾炷灸、艾条灸、温针灸。

2. 从方法上分类

（1）直接灸：瘢痕灸、无痕灸；

（2）间接灸：隔姜灸、隔蒜灸、隔盐灸、隔附子饼灸；

（3）悬灸：温和灸、雀啄灸、回旋灸。

（三）评估

1. 病史

受术者意识、活动能力、有无感觉迟钝或障碍等；既往史、过敏史。

2. 禁忌证

内热证凡脉象数疾者禁灸；高热、抽搐或极度衰竭、形瘦骨弱者不宜灸治；心脏虚里处、大血管处、皮薄肌少筋肉积聚部位，妊娠期妇女下腹部及腰骶部、乳头、阴部不可灸（颜面部不宜着肤灸，关节活动处不能瘢痕灸）。

3. 其他

对热的耐受程度；施灸部位的皮肤情况。

（四）告知

1. 治疗时间

根据疾病或保健类型选取相应穴位进行灸疗，总时长大于三十分钟，操作前需排空二便、选取舒适且适宜体位。

2. 疗法配合

灸疗中勿随意更换体位，尤其在点火期间切忌身体的移动，以免引发火灾或烫伤。若需瘢痕灸，必须先征得受术者同意。

3. 其他

灸疗后有可能出现红斑、水疱、瘙痒、疼痛等现象。

（五）基本操作方法

1. 艾炷灸

艾炷灸是将艾绒搓捏成大小不等的圆锥形艾炷，小者如麦粒大，中者如半个枣核大，大者如半个橄榄大。每燃烧尽一个艾炷，称为一壮。施灸时，即以艾炷的大小和壮数多少来掌握刺激量的轻重。艾炷灸又分为直接灸（含麦粒灸）和间接灸（隔物灸）两类。

直接灸即将艾炷直接置放在皮肤上施灸的一种方法。根据灸后对皮肤刺激的程度不同，又分为瘢痕灸和无瘢痕灸两种。

1）瘢痕灸又称化脓灸，施灸时先将所灸腧穴部位，涂以少量凡士林，然后将大小适宜的艾柱置于腧穴上，用火点燃艾炷施灸，每壮艾炷必须燃尽，除去灰烬后，方可换炷，每换一壮，即可涂凡士林一次，待规定壮数灸完为止。一般情况下，灸后一周左右，施灸部位化脓形成灸疮，经 5 ~ 6 周，灸疮结痂脱落，局部留有疤痕。

2）无瘢痕灸又称非化脓灸，多用中小艾炷。施灸时先在所灸腧穴部位涂少量的凡士林，然后将艾炷放置于腧穴部位点燃施灸，当艾炷燃剩五分之二或四分之一时患者感到微有灼痛时，即可易炷再灸。若用麦粒大艾炷施灸，当受术者感到有灼痛时，可用镊子将艾炷熄灭，然后继续易炷再灸，待将规定壮数灸完为止。一般应灸至局部皮肤红晕而不起水疱为度。因其皮肤无灼伤，故灸后不化脓，不留瘢痕。

3）间接灸又称隔物灸、间隔灸，是用物品将艾炷与施灸腧穴部位的皮肤隔开进行施灸的方法。所隔的物品有动物、植物和矿物，多数属于中药。故治疗时既发挥了艾灸的作用，又有药物的功能。有特殊效果且常用的间接灸有以下几种：

①隔姜灸将鲜生姜切成直径 2~3 厘米、厚 0.2~0.3 厘米的薄片，中间用针刺数孔，然后将姜片置于应灸腧穴部位或患处，再将艾炷放姜片上面点燃施灸。当艾炷燃尽，再易炷施灸。灸完规定的壮数，以使皮肤潮红而不起泡为度。

②隔蒜灸将鲜大蒜头切成厚 0.2~0.3 厘米的薄片，中间用针刺数孔或捣蒜如泥，置于应灸腧穴或患处，然后将艾炷放在蒜片上点燃施灸。待艾炷燃尽，易炷再灸，直至灸完规定的壮数。

③隔盐灸用纯净的食盐填敷于脐部，或于盐上再置一薄姜片，上置大艾炷施灸，可防止食盐受火爆起而伤人。一般灸 3~7 壮。

④隔附子饼灸将附子研成粉末，以黄酒调和，做成直径约 3 厘米、厚约 0.8 厘米的附子饼，中间留一小孔或用针刺数孔，将艾炷置于附子饼上，放在应灸腧穴或患处，点燃

施灸。

2.艾卷灸

又称艾条灸，是用桑皮纸将艾绒卷成圆柱形的艾卷，将其一端点燃，对准腧穴或患处施灸的一种外治法。

施灸时将艾条对准腧穴或患处熏烤，因不使点燃的艾条直接接触皮肤，故又称悬灸，根据操作方法又分为温和灸、雀啄灸、回旋灸。

（1）温和灸：点燃艾条的一端，对准应灸的部位，距离皮肤 2~3 厘米处进行熏烤，使受术者局部感到温热为宜，一般每处灸 10~15 分钟，以皮肤红晕为度。

（2）雀啄灸：施灸时，艾条点燃的一端与施灸部位的皮肤并不固定在一定的距离，而是像鸟雀啄食一样，一上一下地施灸，每处灸 5~10 分钟，以皮肤红晕为度。

（3）回旋灸：艾条点燃的一端于皮肤保持一段距离，然后反复旋转或左右移动在需要灸的部位。

3.温针灸

又称针柄灸。是针刺与艾灸相结合的一种方法，在针刺得气后，将针留在适当的深度，将艾绒搓团捻裹于针柄上点燃，通过针体将热力传入穴位。每次燃烧枣核大艾炷 1~3 炷。

（六）注意事项

（1）要注意防止艾火灼伤皮肤，并注意观察受术者的反应及局部皮肤情况。如局部出现小水疱，可不必处理，让其自行吸收；如水疱较大，消毒局部皮肤后，用无菌注射器吸出液体，覆盖消毒敷料。

（2）偶有灸后身体不适者，如身感热、头昏、烦躁等，可令其适当活动身体，饮少量温开水，或针刺合谷、后溪等穴位，可使症状迅速缓解。

（3）施灸的先后顺序一般先阳后阴，先上后下；先小后大，先少后多。

（4）施灸后嘱受术者半个小时内不要用冷水洗手或洗澡，易受凉。

（5）施灸后多饮温开水，绝对不可喝冷水或冰水，便于排毒。

三、督灸

督灸是《内经》"病在督脉治督脉，治在骨"，"病在骨，焠针，药熨"的理论所创立的一种独特的外治方法（图3-8）。取新鲜的生姜打碎成泥铺于督脉上，在姜泥上铺上艾绒点燃，将经络、腧穴、药物、艾灸、发疱的综合作用融为一体，从而达到益肾通督、温阳散寒、壮骨透肌、破瘀散结，通痹止痛的功效。

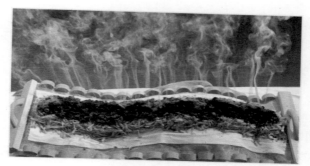

图 3-8　督灸

（一）适用范围

适用于慢阻肺，肺纤维化，肺部感染，慢性支气管炎，哮喘及怕冷怕风，体质虚弱，容易感冒，容易疲劳，精力不足容易失眠，亦可作为冬病夏治敷贴补充和加强。

（二）评估

1. 病史

受术者意识、活动能力、有无感觉迟钝或障碍等；既往史，过敏史。

2. 禁忌证

装有心脏起搏器者；孕妇、哺乳期者；儿童及严重内科疾病者；外感风热、发热、脉象数疾者；阴虚火旺、大汗淋漓、极度衰弱、大病初愈者；极度疲劳、抽搐痉挛、情绪不稳者禁用本疗法。

3. 其他

对热的耐受程度；施灸部位的皮肤情况，是否耐受较长时间的俯卧位（＞90分钟）。

（三）告知

1. 治疗时间

灸疗时长1.5~3小时，操作前需排空二便、换好衣服、俯卧位，以取得配合。

2. 疗法配合

灸疗中勿随意移动身体，尤其在点火期间切忌身体的移动，以免引发火灾或烫伤。

3. 其他

灸疗后有可能出现红斑、水疱、瘙痒、疼痛等现象。

（四）基本操作方法

1. 协助受术者取俯卧位，使全身放松

2. 施灸

（1）暴露治疗部位：选取督脉的大椎穴至腰俞穴为施灸部位。

（2）刮痧：沿着背部督脉脊柱走行方向，用刮痧板端角等钝性器具轻压出十字印记定位。然后在督脉及膀胱经第一侧线涂抹介质后进行轻手法刮痧，使皮肤微微泛红即可。

（3）消毒：以酒精棉球沿施术部位自上而下常规消毒3遍。

（4）撒督灸粉：在督脉的治疗部位自上而下薄撒一层督灸粉（用量约 2 g），之后在其上覆盖一张长约 70 cm，宽约 15 cm 的桑皮纸，可根据受术者体型调节纸张大小。

（5）铺姜泥：将姜泥平铺于桑皮纸上（与桑皮纸边缘留出 2cm 左右距离），要求上下均匀，薄厚一致约 1.5 cm。

（6）在灸具底部铺一层厚约 1 cm 的姜泥，然后在其上均匀铺满 2~3 cm 厚的艾绒。

（7）将上一步制备好的灸具放置于施灸部位上，嘱受术者勿随意移动。

（8）点燃艾绒，待完全燃尽为 1 壮。

（9）继续添加艾绒点燃，如上灸取 3 壮，灸完 3 壮后取下灸具。

（五）施灸完毕

将桑皮纸连姜泥一同卷起，然后用无菌纱布轻轻擦干净灸后皮肤，协助受术者穿衣，注意保暖。

（六）注意事项

（1）受术者在精神紧张、大汗后、劳累后或饥饿时不宜进行。

（2）施灸期间要密切观察受术者，防止温度过高或因受术者活动导致灸具脱落发生烧烫伤。

（3）室内应有排烟设备，及时排烟。

（4）施灸结束后，观察受术者局部皮肤情况。如局部出现小水疱，可不必处理，让其自行吸收；如水疱较大，消毒局部皮肤后，用无菌注射器吸出液体，覆盖消毒敷料。嘱受术者休息后缓慢坐起，继续休息 5~10 min 后方可离开诊室。避免体位性眩晕。

（5）注意晕灸的发生，如发生晕灸现象应及时处理。立即停止施灸，让受术者平卧于空气流通处，松开领口，给予温白糖水（糖尿病者慎用）或温开水，闭目休息即可。对于猝倒神昏者，可以针刺水沟、十宣、百会、合谷、内关、太冲、涌泉等穴位以急救，必要时及时送医急救。

（6）嘱受术者灸后注意保暖，避免受寒，适当休息，避免熬夜。

（7）调节饮食，清淡素食，避免寒凉、酒类及肥甘之品，以免影响疗效。

四、药物竹罐

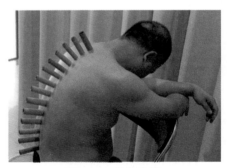

图 3-9　药物竹罐

（一）中药竹罐疗法的作用原理

正常的血液循环可以给全身各器官、组织和细胞输送氧和营养物质，同时运走二氧化碳和组织细胞的代谢产物，从而保持机体内环境的恒定和新陈代谢、功能活动的正常进行。然而，当正常组织在感受寒凉等刺激或由于某种原因导致局部软组织长时间的牵拉之后，便会造成局部组织的代谢障碍，血液循环速度减慢，有些致痛物质就会长时间残留在组织间，从而引起疼痛。竹罐疗法产生的作用属于一种动脉性充血（或称填空性充血），主要表现是小动脉和毛细血管扩张，局部血液含量增多，器官或组织轻度肿胀，体积略增大，此症状很快或一段时间之后可自行消失。这种改变对于机体是有利的，由于局部小动脉扩张、血流加快、温度升高，物质代谢增强，使局部的血液循环中氧及营养物质供应增多，并运走淤积的代谢产物。另外，竹罐疗法在应用时一般与药物相配合，既可以直接通过负压作用改善局部血液循环，亦可以通过吸拔皮肤时透过张开的毛孔将药物蒸汽渗透到局部组织，起到局部的熏蒸作用，形成双重功效，加强治疗作用。用中药煎煮的竹罐，药物与拔罐相结合，达到活血通络、祛风散寒，调整气血、扶助正气、祛除病邪之目的。中药竹罐疗法集拔罐、热疗、药疗于一身，竹罐无痛、见效快、疗效好，自古以来就被众多医家所推崇。

（二）中药竹罐疗法的优点

竹罐按其规格有粗细长短不同，小的竹罐直径只有 0.7 cm，故不仅可以用于肩背及肌肉丰满之处（图 3-9），也可以用在腕、踝、足背、手背、肩颈等处，吸附力大，热力强，治疗范围广泛。这一点是玻璃罐所无法比拟的，因为小口径的玻璃罐吸附力相对较差，对于一些病变部位在肘、膝、腕、踝、指趾关节或颈椎病患者，竹罐有明显优势。

（三）中药竹罐疗法的临床应用

1. 走罐

也称推罐，即拔罐时先在施术部位涂一层润滑剂（常用凡士林），将罐拔住以后，施术者用手握住罐子向上下或左右需要拔的部位往返推动，至所拔部位的皮肤红润、充血时，将罐起下或选择痛点进行留罐。走罐不仅玻璃罐多用，竹罐亦可应用，但竹罐操作时间相对较短，随着罐内空气的冷却，吸附力越来越强，最后只能固定于一点，所以用竹罐走罐时要抓紧时间操作。

2. 刺络拔罐

在应拔部位的皮肤常规消毒后，用三棱针点刺出血或用皮肤针叩打后，再行拔罐，以加强刺血治疗的作用。临床上多用于治疗风湿性关节炎、扭伤、痈疮等。

3. 循经拔罐

按照经络循行的路线成行排列吸拔多个火罐。此方法主要用于肌肉劳损或某一脏腑器官的病症在体表相应部位呈纵向或横向显现。此法应本着有腧穴取腧穴，无腧穴取经脉走行部位的原则。

4. 留针拔罐

在针刺留针时，将罐拔在以针为中心的部位上，5~15分钟，待皮肤红润、充血或瘀血时，将罐起下，然后再将针起出。此法适用于针罐合用的病症。

（四）中药竹罐疗法的适应证

中药竹罐可用于治疗各种原因引起的头痛、外感风寒湿邪、外伤劳损等原因所致的肢体不同部位的痹症、颈椎病、腰背痛、肩周炎、腰肌劳损、腰椎间盘突出、坐骨神经痛、风湿、类风湿性关节炎、高脂血症、高血压病、月经不调、感冒咳嗽、哮喘、肺炎、胃腹疼痛、吐泻泛酸、便秘、疖痈不同阶段（未成脓时可将郁滞毒气吸出，令气血通畅瘀肿消散，已成脓时也可托毒排脓减轻症状）、毒虫咬伤等。

（五）中药竹罐疗法的禁忌证

（1）急性传染病（尤其急性传染性皮肤病）、广泛性皮肤病、高热抽搐、极度衰竭、出血倾向疾病、活动性肺结核、急腹症、严重心脏病患者。

（2）治疗部位皮肤过敏、溃疡、全身浮肿、烫伤、冻伤、肿瘤、女性经期、孕期腹部及腰骶部禁用。

（3）治疗部位皮下有大血管、骨骼凸凹不平、较大的瘢痕上、乳头、毛发较多处。

（4）某些年老体虚、久病虚弱。

（5）部分心脑血管病患者，糖尿病患者。

（6）小儿、机体耐受性差的慎用。

在治疗时间内出现水疱，中医认为：体内病邪（主要是积滞的湿邪）外出的表现形式，对于较大的水疱应及时穿破引邪外出，对较小水疱无须特殊处理，任其自然消退，二者均须注意防感染。

（六）操作

1. 用物准备

竹罐、中药、毛巾、锅、镊子、凡士林。

2. 操作方法

（1）依不同病情、不同病位选一定数量的竹罐（经二次加工后，要求罐壁薄厚均匀适当、罐口平滑圆钝）10个左右。

（2）患者置舒适体位，清洁皮肤，根据病情选取穴位或经络，嘱患者不可随意移动，因吸附力小易滑落。

（3）煮沸中药，将竹罐放入锅中煮1~3分钟。

（4）一手以长钳将竹罐颠倒（罐口朝下去净热水）取出，立即倒扣在垫有数层毛巾的另一手上，手抓毛巾握紧罐口

（勿漏气）拭去罐表热水，快速、有效地甩去罐内残余热水，立即扣压在机体相应部位，稍候松手。

（5）留罐 10~15 分钟。留罐时间以病变程度、患者体质及患处皮肤耐受程度而定，一般在 10 分钟左右，一日或隔日一次，10 次左右为一个疗程。

（6）起罐（同火罐）。

3. 中药竹罐疗法的注意事项

（1）疹病：一般 5 ~ 6 分钟即可起罐观察。

（2）治病：一般 15 分钟为宜，最多不超过二十分钟，体弱者缩短。

（3）一个疗程为 7 ~ 10 天，隔天一次，中间休息 3 ~ 5 天后再治疗，病好后转入保健疗法。

（4）拔罐要在避风处，以防感冒。

（5）拔罐中起的瘀斑、水泡属于正常现象，用消毒针刺破水疱，放掉毒汁，涂以甲紫，防止感染。

（6）拔罐前后不宜过于劳累和饮酒，以免影响疗效。

（7）拔罐后要喝一杯开水，热症加醋或白糖水，寒症加盐为宜，风湿症喝姜水，气血亏虚加红糖。它的作用有三：一是促进血液循环；二是促进红细胞增多；三是促进排泄。

（8）对患严重心脏病，有出血倾向的疾病，肿瘤患者，活动性肺结核，孕妇，妇女经期，皮肤过敏，局部溃烂，骨折，神经病，痉挛抽搐不合作者，前后阴部，心脏搏动处等都不宜使用罐疗。

五、火龙灸

火龙灸又称为"长蛇灸""铺灸""督灸"，是针灸特色疗法之一（图 3-10），是一种包含有火烧技法、艾灸和药物渗透于一体的自然治疗方法，是通过经络加温给药配合艾灸以打通任督二脉，根据所用药物的不同，分别有调阴合阳、通经活络、固肾壮阳、健脾和胃之功。多选取督脉和膀胱经进行施灸，具有通、调、温、补的作用，对脏腑之虚、寒、湿性质的疾病有着显著疗效。

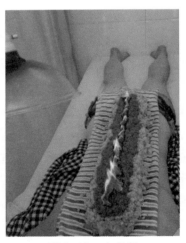

图 3-10　火龙灸

（一）适用范围

适用于各种慢性肺部疾病引起的肺功能低下、各种慢性肺部疾病缓解期，可提高肺功能，预防疾病复发、能改善患者睡眠，缓解周身疲劳，改善亚健康状态。

（二）评估

1. 病史

受术者意识、活动能力、有无感觉迟钝或障碍等；既往史，过敏史。

2. 禁忌证

有发热、肝阳头痛、咳血、吐血者；心悸、心动过速、血压过高者、中风早期者；白喉、大叶性肺炎、肺结核晚期者；猩红热、麻疹、丹毒、传染性皮肤病者；伤寒、过饱、过劳、过饥、醉酒、大渴、大惊、大恐、大怒者，禁用此法。

3. 其他

对热的耐受程度；施灸部位的皮肤情况，是否耐受较长时间的俯卧位（＞30分钟）。

（三）告知

1. 治疗时间

灸疗大约时长40分钟，操作前需排空二便、换好衣服、取俯卧位，以取得配合。

2. 疗法配合

灸疗中勿随意移动身体，尤其在点火期间切忌身体的移动，以免引发火灾或烫伤。

3. 其他

灸疗后有可能出现红斑、水疱、瘙痒、疼痛等现象。

（四）基本操作方法

1. 协助受术者取合理、舒适体位

施灸部位为背部俯卧位，腹部平卧位。

2. 施灸

（1）暴露施灸部位，在施灸部位上铺温热的药酒纱块；

（2）铺一条大毛巾（叠两层）；

（3）铺一条不滴水的湿润小毛巾；

（4）循经铺艾绒；

（5）艾绒上喷撒助燃剂（95%酒精），注意勿喷撒到毛巾上；

（6）嘱受术者勿随意移动后，用点火器点火；

（7）受术者诉达到温热程度时，用湿润小毛巾（两条重叠）盖施灸部位进行灭火，动作要稳、准；

（8）受术者诉局部过热时，对热点部位降温（抬高大、小毛巾）；

（9）双手按压艾绒部位，促进热力渗透。

（10）重复施灸步骤5–9，共施灸5壮。

3. 施灸完毕

逐层撤走毛巾，擦干净灸后皮肤，协助受术者穿衣，注意保暖。

（五）注意事项

（1）皮肤破损或严重水肿的部位，对药物（药酒、酒精、艾绒等）过敏者、月经期等不宜施灸。

（2）采取合理体位，注意保暖，嘱受术者在施灸过程中勿随意移动身体。

（3）施灸过程中与受术者保持沟通，施灸的壮数以微微汗出为度，汗出较多者为 3 壮。

（4）施灸后嘱受术者适当饮温开水，注意避风寒、保暖，4~6 小时后方能洗澡。

（5）注意观察受术者的反应及局部皮肤情况。如局部出现小水疱，可不必处理，让其自行吸收；如水疱较大，消毒局部皮肤后，用无菌注射器吸出液体，覆盖消毒敷料。

六、针法：毫针

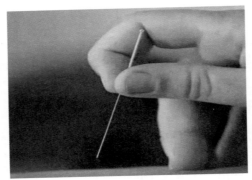

图 3-11　毫针

毫针（图 3-11）是针刺治病的主要工具，用于解除或缓解各种急、慢性疾病的临床症状。通过其疏通经络、调整脏腑气血功能、促进机体的阴阳平衡，以达到防病治病的目的。

（一）肺病科适用范围

呼吸系统疾病：①急、慢性支气管炎；②支气管哮喘；③睡眠障碍。

上呼吸道疾病：急、慢性扁桃体炎。

（二）评估

（1）病情及意识状态、体质及自理能力、既往史、合作程度；

（2）扎针部位有无瘢痕，感染，破溃出血，炎症；

（3）有无恐惧、焦虑及对疾病与针刺疗法的认识程度。

（三）告知

1.治疗时间

针刺时长 10~20 分钟，操作前进食、排空二便、换好衣服。

2.疗法配合

针刺中勿随意移动身体，以免引起弯针、折针、血肿、气胸。

（四）基本操作方法

1.根据所患病症协助患者取合适体位

（1）仰卧位：适宜于取头、面、胸、腹部腧穴，和上、下肢部分腧穴。

（2）侧卧位：适宜于取身体侧面少阳经腧穴和上、下肢的部分腧穴。

（3）伏卧位：适宜于取头、项、脊背、腰尻部腧穴，和下肢背侧及上肢部分腧穴。

（4）仰靠坐位：适宜于取额头、颜面和颈前等部位的腧穴。

（5）俯伏坐位：适宜于取枕部和项、背部的腧穴。

（6）侧伏坐位：适宜于取头部的颞侧、面颊及耳前后部位的腧穴。

2. 针刺

（1）取穴位，拇指按压穴位，并询问患者感觉如何。

（2）消毒进针部位，选取合适型号的毫针，同时检查针柄是否松动，针身和针尖是否弯曲或带钩。

（3）消毒持针手指皮肤，选择相应的进针方法，正确进针。

1）单手进针法：右手拇指、食指夹针柄或针身，中指指端靠近穴位，指腹抵住针尖或针身下端，当拇指食指用力时，中指随之屈曲，针尖迅速刺进皮肤。

2）指切进针法：左手拇指指甲切按在穴位旁，右手进针，紧靠左手指甲，将针刺入皮肤。

3）舒张进针法：左手拇指食指将针刺部位的皮肤向两侧撑开绷紧，右手将针从左手拇、食指的中间刺入。

（4）选择正确的行针与补泻手法，患者局部产生酸、麻、重、胀等感觉，或向远处传导，即"得气"。得气后调节针感，一般留针 10~20 分钟。

（5）密切观察患者有无晕针、滞针等情况，认真询问患者感觉，消除紧张心理，出现意外，紧急处理。

（6）出针：一般用左手拇、食指按住针孔周围皮肤，右手持针柄，边捻边退，迅速拔针，随即用无菌干棉签轻压针孔片刻。

（7）检查针数，防止遗漏。

（8）操作完毕，协助患者穿好衣裤，取舒适卧位，整理床单位，清理用物，洗手，记录。

（五）注意事项

（1）严格执行操作程序，准确取穴，正确运用进针方法。针刺中严密观察患者的反应，出现意外，紧急处理。

（2）起针时要核对穴位及针数，防止将毫针遗留在患者身上，发生意外。

（3）饥饿、疲劳、精神高度紧张时不宜针刺。体弱者不宜过强刺激。

（4）对胸胁腰背部的腧穴，不宜直刺、深刺，以免刺伤内脏。

（5）孕妇的下腹、腰骶部及合谷、三阴交、昆仑、至阴等通经活络的腧穴，禁止针刺。

（6）皮肤感染、溃疡、瘢痕或肿瘤的部位及有出血倾向、高度水肿者，以及小儿囟门未闭合时，头顶部腧穴不宜针刺。

七、穴位注射（包括自血疗法）

穴位注射：又称"水针疗法"，属针刺疗法之一。以中医基本理论为指导，激发经络、穴位起治疗作用，结合近代医药学的药物药理作用和注射方法而形成的一种独特疗法。

自血疗法（图 3-12）：全称自体血穴位注射疗法，也称经络注血疗法，是将自身静脉血经肌内注射进入体内，提高免疫力，从而达到治疗疾病的目的。

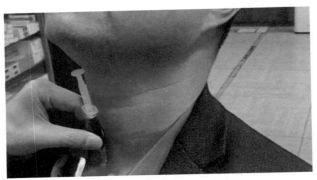

图 3-12　自血疗法

（一）适用范围

1. 穴位注射

肺络病病位在肺，而与五脏相关，常以肺肾气虚为本，痰瘀肺络为实，"虚""痰""瘀"是本病的关键。穴位注射法在治疗肺系疾病临床研究中，具有较好的止咳、平喘、止痛、调整机体、提高免疫等作用。

2. 自血疗法

适用于支气管哮喘、慢性阻塞性肺疾病、支气管扩张、尘肺病、呼吸机相关性肺炎。

（二）评估

（1）患者体质、注射处皮肤、二便情况；

（2）患者既往史、过敏史、对疼痛耐受程度及合作程度。

（3）目前症状，发病部位及相关因素。

（三）告知

（1）治疗针口第二天不要碰水，预防感染。

（2）注射后7天内，多数患者有局部酸胀的感觉是正常现象。

（3）疗程：每日或隔日注射一次，反应强烈者亦可隔2~3日一次，穴位可左右交替使用。10次为一个疗程，休息5~7天再进行下一个疗程的治疗。

（四）基本操作方法

取穴：辨证取穴，局部取穴则选用压痛点、皮下结节、条索状物等阳性反应点进行治疗。以 1 ~ 2 穴为妥，最多不超过 4 个穴，并宜选肌肉比较丰富的部位进行穴位注射。

1. 穴位注射

（1）协助受术者取合理、舒适体位。

（2）根据所选穴位及用药量的不同选择合适的注射器和针头。局部皮肤常规消毒后，用无痛快速进针法将针刺入皮下组织，然后缓慢推进或上下提插，探得酸胀"得气"感应后，回抽一下，如无回血，即可将药物推入。

（3）一般疾病用中等速度推入药液；慢性病体弱者用轻刺激，将药液缓慢轻轻推入；急性病体强者可用强刺激，快速将药液推入。如需注入较多药液时，可将注射针由深部逐步提出到浅层，边退边推药，或将注射针更换几个方向注射药液。

（4）注射角度与深浅：根据穴位所在部位与病变组织的不同要求，决定针刺角度及注射的深浅。同一穴位可从不同的角度刺入。

2. 自血疗法

（1）抽取患者 2~4 mL 静脉血。

（2）根据所选穴位直接注射。局部皮肤常规消毒后，用无痛快速进针法将针刺入皮下组织，然后缓慢推进或上下提插，探得酸胀"得气"感应后，即可将血液推入。

（五）注意事项

（1）注意药物的配伍禁忌、不良反应和变态反应，不良反应大的药物慎用，凡引起变态反应药物，必须先做过敏试验。

（2）每穴注入药量一般为 1~2 mL，头面等表浅处为 0.3~0.5 mL，四肢及肌肉丰厚处可达 5~20 mL。

（3）注意不要将药液注入关节腔、脊髓腔、血管内。

（4）进针后如患者有触电感，必须退针改换角度后再推药，以免损伤神经。

（5）操作前应检查注射器有无漏气，针头是否带钩等情况。

（6）患者疲乏、饥饿或精神高度紧张时慎用，局部皮肤有感染、瘢痕或有出血倾向及高度水肿者禁用。

八、耳尖放血

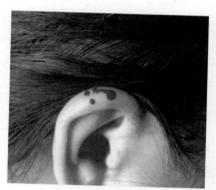

图 3–13　耳尖放血

耳尖穴属经外奇穴，在耳郭的上方，当折耳向前，耳郭上方的尖端处，具有清热解毒祛风、解痉止痛、清脑明目、镇静降压的作用。耳尖放血（图 3–13），属于放血疗法的其中一种，是用三棱针或毫针点刺耳尖放血，是传统医学的一种特色疗法。具有和阴阳、行气血、疏经络、调脏腑作用，适用于胸膈以上的热性疾病，凡属实热之证，血瘀，邪实，热盛等所致的脏腑经络病变均可用耳尖放血疗法治疗。

（一）适用范围

适用于感冒、肺炎、扁桃体炎所引发的高热，尤其是在以上疾病经过几天后仍持续高热的情况下，用耳尖放血常可迅速退热。

（二）评估

评估患者病情、当前主要症状、临床表现、既往史、出凝血功能情况，患者体质、耳郭皮肤情况、心理状况及对疼痛的耐受程度。女性患者需评估月经情况。

（三）告知

1. 治疗时间

放血时长 2~3 分钟，操作前需排空二便、换好衣服，以取得配合。

2. 疗法配合

放血治疗中勿随意移动身体，尤其在放血期间切忌身体的移动。

（三）基本操作方法

（1）协助受术者取合理、舒适体位（半坐位）；

（2）先用手指按摩耳郭使其充血；

（3）取穴，把耳朵从后向前对折，耳轮上部顶端处即为耳尖穴；

（4）用75%酒精消毒2遍；

（5）操作者戴手套；左手固定耳郭，右手持针以垂直方向快速刺破耳尖皮肤（深度为1~2 mm），随即将针迅速退出；

（6）操作者用手指轻轻挤压针孔周围的耳郭，使其出血（如血自出，则可不必挤压），然后用酒精棉球吸取血滴。

（7）用酒精棉球或消毒干棉球压迫片刻止血。

（四）注意事项

（1）给患者做好解释工作，消除不必要的顾虑。

（2）放血针具必须严格消毒，防止感染。

（3）针刺放血时应注意进针不宜过深，创口不宜过大，以免损伤其他组织。

（4）划割血管时，宜划破即可，切不可割断血管。

（5）一般放血量为5滴左右，宜1日或2日1次；放血量大者，1周放血不超过2次。1~3次为一个疗程。如出血不易停止，要采取压迫止血。

（6）遇到意外情况的处理及预防

晕针：立即停止操作，喝温开水，躺平休息片刻即可。

血肿：挤压方法要注意，不能在局部挤压，要从远端向近端慢慢地轻轻挤压，以防血肿发生。当有血肿发生时要及时按压，用消毒干棉球按压出血点1分钟左右，以防血肿扩大，一般血肿会在2天左右消失。

感染：局部严格消毒，注意无菌操作，以防止感染。若针刺后针孔发红、耳朵胀痛，涂擦碘酒或消炎药治疗。

九、敷法：耳穴压豆

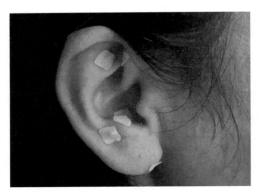

图 3-14　耳穴压豆

中医认为，人的五脏六腑均可以在耳朵上找到相应的位置，当人生病时，往往会在耳郭上的相关穴区出现反应，刺激这些相应的反应点及穴位，可起到防病治病的作用，这些反应点及穴位就是耳穴。

（一）什么是耳穴压豆法？

耳穴压豆（图 3-14）是采用药籽或菜籽等物品贴压及刺激耳郭上的穴位或反应点，给予适度的揉、按、捏、压，使其产生酸、麻、胀、痛等刺激感应，通过经络传导，达到通经活络、调节气血、防治疾病的一种外治疗法。不仅能起到毫针法、埋针法同样的作用，而且更安全，不会引起耳软骨膜炎。

（二）适应证

呼吸慢病：支气管炎、慢性咳嗽、支气管哮喘、肺气肿、支气管扩张、肺炎、肺结核病。

预防感冒、晕车、晕船。

其他治疗：失眠、月经不调、更年期综合征、心律不齐、高血压、甲亢、多汗症、遗尿、便秘等；或催产、催乳；或戒烟、减肥等。

（三）操作方法

根据主要病症取其反应明显的穴位，要少而精，需要专业医务人员取穴，每次以贴压 5~7 穴为宜，每日采取轻柔按摩法按压 3~5 次，隔 3 天更换 1 次，如有污染及时更换，两组穴位交替贴压，两耳交替或同时贴用。

（四）注意事项

（1）洗澡、洗头时保护好耳郭，以延长耳穴贴压的时间。耳穴贴豆后，可以放心洗澡，只要不去揭它，通常是不会脱落的。若万一不慎掉入耳朵里，请及时找专科医生处理。

（2）耳穴贴的胶布面积比较小，很少有过敏症状。如果自身皮肤比较敏感，尤其对胶布容易过敏的要提前告知大夫，贴耳穴后观察，如果有局部瘙痒、破溃、渗液，即刻揭掉。

（3）耳郭皮肤有炎症或冻伤者不宜采用此法。

（4）对过度饥饿、疲劳、精神高度紧张、年老体弱、孕妇按压宜轻，急性疼痛性病症宜重手法强刺激，习惯性流产者慎用。

（五）健康教育

（1）耳穴贴压期间，局部感到热、麻胀、痛是正常现象。按压时，仔细体会痛感，按压的方向要注意，力度要逐渐增加。

（2）起居有常，饮食有节。多吃些含维生素A、维生素B及含锌较多的食品，如蛋、奶、肉、鱼、肝脏和新鲜的蔬菜、水果。

（3）劳逸结合，注意锻炼身体，增强体质。

十、穴位贴敷

（一）什么是穴位贴敷疗法？

穴位贴敷疗法是以中医经络学说为理论依据，把药物研成细末，调成糊状，再直接贴敷穴位上，可用来治疗呼吸系统疾病的一种穴位疗法。穴位贴敷法既有穴位刺激作用，又通过皮肤组织对药物有效成分的吸收，发挥明显的药理效应，因而具有双重治疗作用。穴位贴敷法所用药物除极少数是名贵药材外（如麝香），绝大多数为常见中草药，用药量少，疗效显著，是一种较安全、简便易行的疗法。

（二）适应范围

（1）感冒、咳嗽、上呼吸道感染、支气管炎、支气管哮喘、自汗、盗汗、不寐、便秘等。

（2）老幼虚弱之体，补泻难施之时，或不肯服药之人，不能服药之症，尤为适宜。

（3）亚健康及中医预防保健。

（三）注意事项

根据不同的疾病，选择不同的穴位贴敷，常用穴位有：天突、定喘、大椎、肺俞、肾俞、脾俞等。

贴敷多选用刺激性药物，出现轻微瘙痒或烧灼感属于正常现象。

贴敷时间以不超过 1 小时为宜，一般以能够耐受为度，微发红即可，避免时间过长导致水疱和溃烂，如自觉贴敷处有明显不适，可自行取下。

若贴敷处出现小的水疱一般不需要特殊处理，让其自然吸收。大的水疱，及时与医护人员沟通，专业处理。

洗澡时避免使用肥皂等刺激性物品和用力擦洗、抓挠贴敷处。

贴敷处出现破皮，患处可涂烫伤膏处理。

过敏体质、孕妇、月经期及糖尿病患者慎用。

皮肤局部感染、肿块、破溃处禁用。

（四）健康教育

注意生活起居，避免受寒或过于劳累。

饮食以清淡饮食为主。尽量不要食辛辣、发物、啤酒、冰冻饮品等，如辣椒、大蒜、韭菜、胡椒、生姜、海鲜、羊肉、蘑菇等。尽量吃一些新鲜的蔬菜、水果、肉类比较温和的食物，同时穴位贴敷的过程中，如果出现不舒服的反应要立刻处理，以免延误病情。

十一、中药热奄包

中药热奄包（图3-15）是属于中医外治法之一，其原理是利用热气将包中的中药药性挥发作用于患处，从而起到治疗作用，属于热疗范围之一，其作用偏向取决于包中中药的种类，一般来说，具有祛风祛寒，行气活血，利湿消肿，通络止痛等疗效。

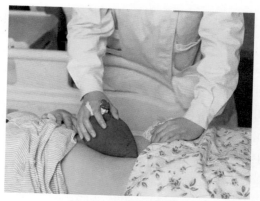

图 3-15　中药热奄包

作用原理：是将加热好的中药药包，置于身体的患病部位或是身体的某一特定位置（如特殊穴位上），通过奄包的热蒸汽使局部的毛细血管扩张，血液循环加快，利用其药效和温度，达到温经通络，调和气血为目的的一种体外疗法。

（一）适应证

1. 对呼吸慢病方面的治疗

"哮咳""久咳"及"咳嗽"，基本病机为阳气不足，风邪侵肺、痰饮内停，中药热奄包使药物经过体表穴位，并通过相应经络作用于脏腑，可达到调理整体，抗病祛邪的效果。如生麻黄可发汗散寒，宣肺平喘，利水消肿等，细辛具有化痰止咳，宣肺平喘之效，所有药物联合使用并作用于风门、中府、肺俞、定喘等穴位可起到解表宣肺，肃降肺气，激发经气，最终发挥出行气血、营阴阳的调整作用，从而达到预期治疗的目的。

2. 虚寒型疾病

如腹胀、腹痛，胃痛，肠梗阻。

3. 腰肌劳损的患者

4. 颈肩疼痛的患者

5. 慢性盆腔炎的患者

6. 膝关节骨性关节炎的患者

（二）禁忌证

（1）阴虚内热，实热者禁用，有消化道出血危险者慎用。

（2）孕妇禁用。

（3）感觉功能障碍的患者禁用，如年纪大的老人、小孩、昏迷的患者等。

（4）对药物过敏者禁用。

（5）热敷部位皮肤不得有肿块、溃疡、炎症等。

（6）患者有出血性疾病的患者。

（三）注意事项

（1）药熨前嘱患者排空小便，注意保暖，体位舒适。留药时间 20~30 分钟，勿剧烈活动，用药时间每次应间隔五小时。

（2）药熨温度不宜超过 70 ℃，年老、婴幼儿不宜超过

50 ℃。操作前先让患者试温，以能耐受并感到舒适为宜。

（3）药熨过程中应观察局部皮肤情况、温热度，有无烫伤。药熨后擦净局部皮肤，观察皮肤有无烫伤，如果有，及时对症处理（如表皮发红不起疱，可涂烧伤膏等药物缓解，有小水疱，应尽量避免弄破水疱，用生理盐水冲洗后涂抹烧伤膏。如水疱较大，需要将水疱内的液体抽出后再涂上烧伤膏）。

（4）药物冷却后应及时更换或重新加热反复利用，可连续使用1周。

综上所述，中药热奄包具有作用迅速、疗效准确等优势，且操作便捷，不良反应少，可有效改善咳嗽、哮喘、腹痛、胃痛等症状，并减少复发可能性，具有较高的应用价值。

第四章

肺部疾病的调摄与养肺

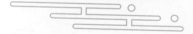

第一节　慢性阻塞性肺疾病患者夏天可以使用空调吗？

夏天持续的高温可能导致中暑，慢阻肺患者又多为老年人，老年人中枢温度调节功能欠佳，更容易在高温下出现不适。慢阻肺患者担心感冒引起急性加重，常对使用空调有所顾忌，宁愿使用电风扇而不愿意使用空调，更有甚者连电风扇都不敢开。其实慢阻肺患者在夏天正确使用空调（图 4-1），并不会引起急性加重。

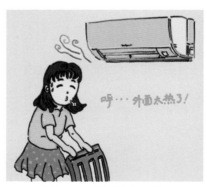

图 4-1　正确使用空调

1. 空调温度要适中

空调应该设定在 27~28 ℃，室内外温差最好不要超过

7 ℃，比如温差过大，就很容易造成头晕、口干舌燥等症状。如果还是觉得闷热，可以配合风扇使空气流动，既省电，又健康！

2. 将空调风朝上

3. 进屋 10 分钟后再开空调

4. 适时开窗通风，房间备加湿器

开空调时间一久，室内空气就会变得干燥，再加上长时间的封闭空间，新鲜空气得不到及时补给，人体的抵抗力就会明显下降，就会造成鼻塞、喉咙干等身体不适症状。所以专家建议，每一小时左右，打开窗或打开门 3~5 分钟，透透新鲜空气，同时做深呼吸，锻炼一下肺功能。有条件的家庭可以购买加湿器配合空调使用！

5. 出门前半个小时应关闭空调

在空调房里待太久，没有注意室内外温差的变化，这样突然的骤冷骤热，铁打的身体也是受不了的，更何况慢阻肺患者呼吸道抵抗力低，忽冷忽热轻则引起鼻塞咳嗽，重则诱发喘息，所以大家千万不要贪凉，出门前半个小时应关闭空调，避免温差太大，预防慢阻肺急性加重！

6. 空调要定时清洗

隐藏在过滤网背后的散热片是空调冷热空气交换的必经之地，容易积累大量的灰尘与污垢。长期使用后，空调散热片一直处于潮湿状态病菌就很容易在这里滋生并大量繁殖，如果没有及时清洗，容易引发室内空气污染。另外空调导致室内外温差大，长期使用会刺激呼吸道。这些都是空调导致夏季慢阻肺加重的原因。

第二节　慢性阻塞性肺疾病患者在饮食上需要注意什么？

慢阻肺患者在饮食上应注意以下几点。

一、补充优质蛋白质

慢阻肺患者能量消耗大，而中老年人体质相对较弱，故宜选择富含优质蛋白质的食物。如鸡蛋及豆制品等，补充机体所消耗的蛋白质，以利机体修复病变组织。

二、综合营养

慢阻肺患者一定不能挑食，由于患者有不同程度呼吸困难和缺氧，缺氧可影响胃肠道功能，因而患者的食欲状况一般都比较差，而身体需要的营养和热量却又很多，因此饮食要求品种多样化，且应做到清淡易消化，避免油腻。

三、食物纤维素也要多补充

中老年人胃肠功能下降消化吸收功能减弱，容易发生便秘，从而导致慢性阻塞性肺疾病症状加重。

四、慢阻肺患者还需要注意食物的热量

患者每日饮食摄入的热能，应在 2500 千卡以上可一日多餐，避免每餐吃得过饱即少量多餐，提高总量热量。

五、某些食物可能会引起胀气和腹胀等问题，应避免或减少食用

应避免或减少的食物包括：①盐，饮食中的钠或盐过多会导致水潴留，这可能会影响呼吸功能。购买食材时，应检查食材标签。每份食材所含钠不应超过 300 mg，全餐不应超过 600 mg。②部分水果（如杏和桃）和瓜类等可发酵的碳水化合物，可能导致某些人腹胀或胀气。这可能会导致 COPD 患者呼吸困难。③部分蔬菜和豆类，一些蔬菜和豆类会导致腹胀或胀气。需要注意摄入量。如果这些食物不会给身体带来不适，可以继续食用。常见的食物有：豆类、卷心菜、花菜、玉米、韭菜、洋葱、豌豆等。④乳制品，牛奶和奶酪等乳制品会使痰液变稠。如果乳制品未增加 COPD 患者痰量，则可以继续食用。⑤巧克力中含有咖啡因，可能会干扰一些药物疗效。需要向医生咨询，避免摄入或限制摄入。⑥油炸食品，油炸或油腻的食物会引起胀气和消化不良。重口味食物可能引起不适，并影响呼吸。尽可能避免食用。

第三节　慢性阻塞性肺疾病患者在日常生活中需要注意什么？

慢阻肺患者表现的症状有：反复且迁延不愈的咳嗽、咳痰。初起咳嗽呈间歇性，早晨较重，以后早晚或整日均有咳嗽，但夜间咳嗽并不显著。还会逐渐出现气喘。如慢性支气管炎症，可引起每年出现反复慢性咳嗽两三个月且连续两年以上，还会出现气喘现象。

（1）如果有吸烟习惯的应该立即戒烟，因为吸烟是引起慢阻肺最重要的原因。同时还要避免粉尘和有害气体的吸入，雾霾天尽量避免户外活动。

（2）生活规律，劳逸结合，不要过度劳动，有心慌气短者更应掌握好自己的活动量以减轻心脏负担。

（3）防范呼吸道感染：寒冷天气要注意防寒保暖，在冬春季呼吸道传染病流行时，不去人多拥挤的公共场所从而减少感染机会；必要时可以进行流感灭活病毒疫苗、肺炎球菌多糖疫苗等的接种；定期口服免疫增强剂对预防反复呼吸道感染也是有帮助的。一旦发生上呼吸道感染，应尽快治疗，控制或消除感染。

（4）加强排痰：如果呼吸道有痰液时应及时给予祛痰药，鼓励患者有痰尽量咳出来，解除呼吸道阻塞。

（5）保持良好的心情，积极配合治疗。

（6）坚持适当地运动。

（7）坚持长期家庭氧疗，可以明显改善生活质量和劳动力，延长生命。保持每天吸氧 10 ~ 15 个小时，氧流量在 2L/min（氧浓度 29%），供氧装置周围严禁明火，防止氧气燃烧爆炸，有条件者可购置制氧机。

（8）坚持呼吸功能锻炼可以有效地改善肺功能，通过呼吸肌功能锻炼，例如腹式呼吸法和缩唇呼吸法。预防小气道塌陷，每天锻炼两次，每次锻炼 10~20 分钟。

（9）忌食刺激性食物。忌食辣椒、葱、蒜、酒等辛辣刺激性食物，因刺激气管黏膜，会加重咳嗽、气喘、心悸等症状，诱发哮喘，故当忌食。忌食海腥油腻之品。避免食用产气食物，如红薯、韭菜等，因其对肺气宣降不利，应多食用碱性食物。

（10）增强机体的营养状态：合理调配好饮食。饮食中应多吃瘦肉、动物肝脏等含维生素 A、维生素 C 及钙质的食物。含维生素 A 的食物如猪肝、蛋黄、鱼肝油等。大量饮水，有利于痰液稀释，保持气管通畅；每天饮水量至少 2000 mL（其中包括食物中的水分）经常吃食用菌类能调节免疫功能，如香菇类，以保证身体需求。

第四节　注射疫苗对慢性阻塞性肺疾病患者有帮助吗？

1. 注射疫苗减少慢阻肺的急性加重

流感病毒感染可以导致慢阻肺恶化，因此定期接种流感疫苗可以减轻慢阻肺患者疾病严重程度和减少死亡。目前批准上市最常应用的是 3 价流感灭活病毒疫苗（TIV），建议慢阻肺患者每年接种一次。肺炎链球菌感染也是慢阻肺患者急性加重的主要原因之一，目前肺炎疫苗主要是 7 价、13 价和 23 价疫苗。对于年龄 ≥ 65 岁且 FEV1 < 40% 预计值和有明显慢性心肺合并症的慢阻肺患者，23 价肺炎球菌多糖疫苗（PPSV23）能减少社区获得性肺炎的发生率；对于年龄 ≥ 65 岁的普通人群，13 价肺炎疫苗（PCV13）可明显减少细菌感染及严重侵袭性肺炎链球菌疾病。

2. 接种疫苗预防呼吸道感染

感染是 COPD 急性加重的常见原因。接种流感疫苗和肺炎球菌疫苗有助于减少 COPD 患者感染和急性加重的风险，所有 COPD 患者都应接受适合其年龄的肺炎球菌疫苗接种，每年都应接种流感疫苗。

第五节　慢性阻塞性肺疾病患者要戒烟吗？

吸烟是 COPD 的首要危险因素，至少 95% 的患者 COPD 是吸烟者，15%~20% 的吸烟者发展为 COPD，相对于男性来说，吸烟对女性的危害更大。若早期停止吸烟，虽不能恢复丧失的肺功能，但早期戒烟可以改善预后。被动吸烟亦是 COPD 发生的一个危险因素。

因此，戒烟在慢阻肺的三级预防中都占有极为重要的位置。戒烟可减轻吸烟造成的危害，减少罹患心脏病、呼吸系统疾病及癌症等的风险。此外，拒绝吸烟与二手烟也是保证健康的重要措施。提倡不吸烟，尤其是年轻人不吸烟是防治慢阻肺早期阶段最主要的干预性措施。对于无症状或症状轻微的慢阻肺患者，戒烟或减少高危因素的接触是最主要、最关键的措施；戒烟对于有咳嗽、咳痰症状的大多数患者来说是减缓肺功能下降的一项积极有效的措施。

慢阻肺是可防可治的，吸烟、职业暴露、厨房油烟、反复的呼吸道感染、遗传因素，都是其发病原因。对于一般人来说不吸烟更好，而对于慢阻肺患者来说，就一定要戒烟。

如果觉得戒烟很难的话，可以将生活环境中有烟味的东西都清理或者清洗，想吸烟的时候就转移注意力比如出去慢跑，最好能发个朋友圈让大家都来帮忙和监督，也避免一些烟友再给自己递烟。

第六节　慢性阻塞性肺疾病患者如何过冬？

寒冷空气容易发生呼吸道感染，诱发慢阻肺的急性加重，所以冬、春季节变化的时候慢阻肺的防治尤其重要，应该做到以下几点：

（1）注意保暖，预防感冒。

（2）保持室内环境的清洁和通风。

（3）戒烟，并尽量避免被动吸烟。

（4）坚持锻炼身体。

（5）改善营养状态：宜多饮温开水和菜汤，可吃些瘦肉、淡水鱼、豆制品等高蛋白食物，多喝牛奶和多吃水果、蔬菜。

（6）适时接种流感疫苗：一般来说流感的流行高峰发生在 11 月底至 3 月初，因此每年九、十月是最佳的接种时间。

（7）养成良好的生活习惯：大多数慢阻肺患者在夏季临床症状有所缓解，应把握这段"黄金期"坚持治疗，只要坚持采用科学而合理的措施就一定能改善自身心肺功能，享受更轻松的呼吸。

第七节　慢性阻塞性肺疾病可以预防吗?

慢阻肺不能被治愈,但是可以预防和控制,具体来说,慢阻肺的预防分为 3 级。

1. 一级预防

指通过减少危险因素的影响,避免慢阻肺的发生。

在病因预防上,首先要戒烟、避免吸入二手烟,而电子香烟也可能导致相似的危害,不建议使用;其次要加强职业防护和减少空气污染,如加强厨房的通风等,减少有害气体或有害颗粒物的吸入,出门戴上专业有效的防护口罩,雾霾天尽量减少户外活动。此外,要适当加强体育锻炼,增强身体素质,减少呼吸道感染的发生;最后,积极防治婴幼儿和儿童期的呼吸系统感染,也可能有助于减少成年后发生慢阻肺的概率。老年人可定期注射流感疫苗、肺炎链球菌疫苗以减少呼吸道感染的发生。

2. 二级预防

指在慢阻肺无症状或症状轻微时给予及时诊断和治疗,延缓或阻止疾病进一步发展。

3. 三级预防

指慢阻肺急性加重时采取积极措施控制气道炎症和症状,防止病情恶化及肺功能持续下降和并发慢性肺源性心脏病,提高生命质量、延长寿命,降低死亡率。

第八节　使用吸入药物有哪些注意事项?

慢阻肺患者首选吸入药物,使用吸入药物有以下几点需要注意。

1. 戒烟

慢阻肺患者大部分有长期吸烟史,吸烟者的肺功能异常率较高,死于慢阻肺的人数多于非吸烟者。使用吸入药物时,必须同时戒烟。

2. 脱离污染环境

空气中 PM2.5 增多能促进慢阻肺的发生,刺激性的化学气体对支气管黏膜有刺激作用,也能增加慢阻肺急性发作次数。因此,远离污染环境,对提高吸入药物的使用效果非常重要。

遵从医嘱:在医生根据患者病情给患者制定合理的治疗方案后,必须在医生指导下完成药物的使用;且需要定期复诊以监测病情变化,不能擅自更改治疗方案,更不能擅自停用药物。

第九节　日常生活中养肺

日常生活中的 6 大养肺法，有利于更好地养肺护肺。

1. 多吃辛味和白色食物养肺气

《内经》载："辛入肺。"肺属金，味主辛，中医五行学说认为，火克金，火旺容易刑金，导致肺虚，适当食用辛味养护肺气。辛味食物具有增进食欲、祛风散寒、解毒杀菌的功效。

由于辛味是入肺和大肠的，能宣发肺气。气行则血行，气血瘀滞的人就要用辛味，让气血流动起来，一潭死水变成活水才能有生机。肺系统最常见的就是感冒，而感冒是必用辛味来治疗的。风寒感冒需要辛温的药物来发汗，风热感冒需要辛凉的药物来解表。

《内经》又言："白色入肺。"养肺除了食用辛味食物外，一些"白色食物"（图 4-2）常常起到补肺作用，如莲藕、百合、梨、荸荠、萝卜、山药、银耳、莲子、薏苡仁等。只要食用得当，均可以滋阴润肺、化痰止咳、清热平喘。如果加上补气的中药做成药膳，如人参莲肉汤、黄芪猴头汤、参芪焖鸭等，滋补效果更好。

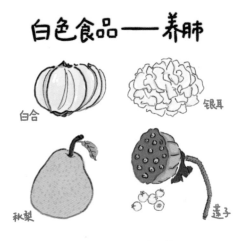

图 4-2 "白色食品"

2. 正确呼吸提升肺活量

有利于健康的呼吸方法，经常练习，可使肺部得到锻炼，有助于保持呼吸道通畅，提升肺活量，从而向血液提供更多的氧气，使精力更加充沛。

腹式呼吸法：放松身体，两鼻孔慢慢吸气，横膈膜下降，将空气吸入腹部，手能感觉到腹部越抬越高，将空气压入肺部底层。吐气时，慢慢收缩腹部肌肉，横膈膜上升，将空气排出腹部。吐气时间是吸气的 1 倍。这种呼吸方式目的是增加肺容量，尤其有利于慢阻肺和肺气肿患者病情的恢复。

3. 适当运动增强肺功能

运动可以锻炼肺活量，因为人在运动中，血液循环加快，肺就会加快血氧交换，从而增加肺功能，提升肺活量，如以下的运动方式。

扩胸运动：双臂伸直，手掌向下，向前平举，保持手掌向下，缓慢而有力地分别向两侧做展胸动作，然后从两侧收回到身体两侧。双臂上举时吸气，双臂收回时呼气，开始练习时，可反复做 50 次，逐渐增加到 100 次。

伸展运动：双臂伸直向前上方举，缓慢而有力地向头后方伸展。上体也可轻微地向后弯，尽量让肩关节达到最大活动幅度，使肩关节有明显的"后震"感，随后双臂收回到身体两侧。双臂上举时吸气，双臂收回时呼气，反复做 30~50 次。

慢跑：慢跑是锻炼肺部功能的有效简便方法。每次慢跑 300~500 米。跑步时注意做到呼吸自然，跑步和呼吸相配合，距离适当，强度不宜大，千万不要憋气。另外，一定要坚持进行此练习。

潜水或游泳：由于压力和阻力原因，游泳能对肺脏进行很好的锻炼，可以增强呼吸系统的功能，加大肺活量；还能使皮肤血管扩张，改善对皮肤血管供血，长期坚持能加强皮肤的血液循环。

此外，锻炼提高肺活量的方法还有：踢足球、打篮球、折返跑等。需要注意的是不管选择那一种方法，都要持之以恒经常练习才能有效。经常进行以上一种或两种运动方式，都可以增加呼吸肌的力量，提高肺的弹性，使呼吸的深度加大、加深，提高和改善肺呼吸的效率和功能，从而达到提高肺活量检测数值的目的。

4. 耐寒锻炼强健肺部

风凉秋意浓。民间有"春捂秋冻"的说法，这是因为人体内有一套完善的体温调节系统，外界气温的变化能激发人体自身的体温调节系统，从而增强它的功能。气温稍有改变就被动地增减衣服来保暖消暑，会削弱人体体温调节系统的能力，反而不易适应气候的变化。正因如此，秋季正是进行耐寒锻炼的好时候。

耐寒锻炼的方法很多，最常用的如用冷水洗脸、浴鼻，或冷天穿单衣进行体育锻炼、少穿或穿短衣裤到户外进行冷空气浴等。身体健壮的人还可用冷水擦身、洗脚甚至淋浴。

以最为典型的耐寒锻炼冷水浴为例，秋天气温、水温对人体的刺激小，此时开始冬泳或冷水浴锻炼最为适宜。冷水浴即用 5~20 ℃的冷水洗澡，可分为头面浴、足浴、擦身、冲洗、浸浴和天然水浴等。应根据个人情况，可练单项，也可按以上顺序，分阶段逐渐由局部过渡到全身冷水锻炼。冷水浴（图 4-3）水温由高渐低，洗浴时间由短渐长。浴后及时用毛巾擦干、擦热。体质差、平时锻炼少的，可先洗温水澡，再慢慢地降低水温。

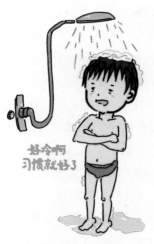

图4-3　冷水浴

　　需要注意的是，在耐寒锻炼上要因人而异，一些对肺功能损伤不大的呼吸道疾病，如慢性支气管炎或急性支气管炎、经常感冒、慢性咽炎等患者，通过耐寒锻炼，可以提高人对疾病的抵抗力和免疫力，在秋冬季节减少这些疾病的发作程度和发作次数。但对慢性肺患者来说，因为平时吸烟过多，肺部防御功能受损，怕冷空气，因此秋冬季节需要保温或保暖，外出时戴上围巾、口罩，保护气管免受冷空气侵袭。即便要进行耐寒锻炼，也只能在疾病缓解期用冷水洗鼻。

　　此外，无论采用哪种锻炼方式，都要遵循循序渐进、持之以恒的科学原则，以让身体充分适应。

5. 养肺适宜秋季

中医认为，秋令与肺气相应，秋天燥邪与寒邪最易伤肺。呼吸系统的慢性疾病也多在秋末天气较冷时复发，所以秋季保健以养肺为主。秋季养肺，主要需要做到以下几点：

固护肌表：内经认为，肺主一身肌表。而风寒之邪最易犯肺，诱发或加重外感、咳嗽、哮喘等呼吸系统疾病，或成为其他系统疾病之祸根。故在秋季天气变化之时，应及时增减衣服，适当进补，增强机体抵抗力，预防风寒等外邪伤肺，避免感冒，是肺脏养生之首要。

滋阴润肺：秋天气候干燥，空气湿度小，尤其是中秋过后，风大，人们常有皮肤干燥、口干鼻燥、咽痒咳嗽、大便秘结等症。因此，秋令养肺为先，肺喜润而恶燥，燥邪伤肺。中秋后气候转燥时，应注意室内保持一定湿度，避免剧烈运动使人大汗淋漓，耗津伤液。饮食上，则应以"滋阴润肺""防燥护阴"为原则，可适当食用梨、蜂蜜、核桃、牛奶、百合、银耳、萝卜、秋梨、香蕉、藕等益肺食物。

防忧伤肺：惊思悲恐等七情皆可影响气机而致病，其中以忧伤肺最甚。现代医学证实，常忧愁伤感之人易患外感等症。特别到了深秋时节，面对草枯叶落花零的景象，在外游子与老人最易伤感，使抗病能力下降，致哮喘等宿疾复发或加重。因此，秋天应特别注意保持内心平静，以保养肺气。

补脾益肺：中医非常重视补脾胃以使肺气充沛。故平时虚衰之人，宜进食人参、黄芪、山药、大枣、莲子、百合、甘草等药食，以补脾益肺，增强抗病能力，利于肺系疾病之防治。

宜通便：《内经》认为，肺与大肠相表里，若大肠传导功能正常则肺气宣降；若大肠功能失常，大便秘结，则肺气壅闭，气逆不降，致咳嗽、气喘、胸中憋闷等症加重，故防止便秘，保持肺气宣通十分重要。

6. 警惕厨房油烟伤肺

长期以来，人们对厨房的空气质量不是太关心，认为烟熏火燎是厨房的正常现象，殊不知正是这种认识埋下了隐患。研究表明，浓重的厨房油烟，再加通风设施不佳，是中国妇女肺癌发生率高的主要原因。那么如何避免厨房油烟的危害呢？

如在烹饪时应尽量采用花生油较为安全，炒菜时不要把油锅烧得太热，油温尽可能控制在 180 ℃左右，同时保持良好的厨房通风条件；增加食物中蔬菜、水果的摄入量，尤其多食富含胡萝卜素、维生素 C、维生素 E、叶酸、微量元素硒等食品；不可滥用雌激素及盲目节食；生活规律，心情愉快，劳逸结合，锻炼身体，增加防病抗病的能力。

一定要做好厨房的通风换气，在烹饪过程中，要始终打开抽油烟机，如果厨房内没有抽油烟机也一定要开窗通风，使油烟尽快散尽。

第十节　如何有效咳嗽咯痰？

1. 进行胸部叩击排痰

叩击时并拢五指，稍向内合掌，由下至上，由外至内的叩击患者背部，通过震动胸廓，使痰液松动、脱落，便于咳出。

2. 深呼吸和有效咳嗽

患者取坐位，双脚着地，先进行数次的深呼吸，再深吸一口气，后屏气 3~5 秒，3~5 次短促有力的咳嗽，再张口咳出痰液。

3. 有效排痰

在排痰时，取坐位，身体稍微向前倾斜，双手环抱在胸前，可以扩大胸腔，增加咳嗽咳痰的有效性，然后进行深而缓慢的腹式呼吸，收缩腹肌，再进行短促且用力地咳嗽，或用手按住上腹部，进行辅助咳嗽，重复数次，直至痰液排出。

慢性呼吸疾病患者可通过腹式呼吸和缩唇呼吸有效增强和提高呼吸肌肉的活动，提高气道内压力，改善呼吸效率，使肺换气更完全，肺活量增加，从而改善全身缺氧的状态，进而使咳痰更有力且有效。

4. 诱导排痰

先采用 5~6 L/min 氧气雾化吸入，每次雾化时间为 15~20 min，雾化后进行有效咳嗽。

第十一节　强身健体呼吸操

蒲公英呼吸法：快速吸满一口气，呼气时像吹口哨一样慢慢"吹"出，目的是让空气在肺里停留的时间长一些，让肺部气体交换更充分，支气管炎患者可常做。用鼻子深吸一口气，嘴唇缩拢，轻轻地吹气，就好像在吹蒲公英，不停地通过嘴短促呼气直到空气全部被呼出。重复练习 8~12 次，然后正常呼吸。这是一个柔和的呼吸练习，有助于加强个人对呼吸的控制，可有效镇静安神。

经络呼吸法：坐姿，将右手食指和中指按在眉心上，大拇指按紧右鼻孔，只用左鼻孔深长、缓慢地进行 5 次完全呼吸，仔细体会气体在身体里的运行。右手大拇指松开，以无名指按紧左鼻孔，用右鼻孔深长、缓慢地进行 5 次完全呼吸。这是一个回合，重复练习 3~5 个回合。练习时不能屏息，初期练习时，自然呼吸，不要刻意延长呼吸时间，保持吸气与呼气时间 1∶1 的比例。坚持练习 3 个月以上，呼吸技巧较为熟练后，可将呼吸比例调整为 1∶2，并保持这个比例不变。但儿童与老年人只宜保持呼吸练习 1∶1 的比例。

运动呼吸法：在行走或是慢跑中主动加大呼吸量，慢吸快呼，慢吸时随着吸气将胸廓慢慢地拉大，呼出要快。每次锻炼不要少于20次，每天可若干次。

扩胸运动：双臂伸直，手掌向下，向前平举，保持手掌向下，缓慢而有力地分别向两侧做展胸动作，然后从两侧收回到身体两侧。双臂上举时吸气，双臂收回时呼气，开始练习时，可反复做50次，逐渐增加到100次。

伸展运动：双臂伸直向前上方举，缓慢而有力地向头后方伸展。上肢也可轻微地向后弯，尽量让肩关节达到最大活动幅度，使肩关节有明显的"后震"感，随后双臂收回到身体两侧。双臂上举时吸气，双臂收回时呼气，反复做30~50次。

第十二节　认识感冒，夏天不感冒

人们在夏季感冒俗称"热感冒"。许多人认为，天气较热不用打针吃药感冒慢慢就会好的。这种错误认识往往因重视不够，导致感冒恶化，使小感冒引起并发症。因此，提醒大家热感冒千万不能冷处理，一定要及时治疗，以免衍变其他病症。

引起夏季感冒的原因主要有以下几种：

一是由于夏季气候炎热，人体出汗较多，汗腺分泌会消耗很多能量。

二是夏天昼长夜短，闷热的天气常容易影响人们正常地睡眠和休息，导致睡眠不足，感觉浑身乏力。

三是夏天许多人食欲减退，主要以清淡食物为主，影响了蛋白质的摄取。

四是由于天气热，人们不愿到户外运动，使人体的抵抗力下降。

五是因地域不同，昼夜温差较大，导致老人和儿童容易夜间感冒。

六是气候异常带来的忽冷忽热，人们没有及时适应气温变化，从而加大感染病毒的概率而引发感冒。

七是很多人贪凉，喜欢吹空调、洗冷水澡等行为，也很容易使人在夏天感冒。

"热感冒"症状主要表现为：发热、头昏或头痛、咽痛、咳嗽、痰粘或黄、鼻塞黄涕、口干舌燥、四肢无力、食欲不振等。"热感冒"除有感冒症状外，还有发热、汗出不畅、恶心呕吐、腹泻腹痛等表现。

热感冒的预防：

感冒初期，当禁食生冷、油腻，如果是温热之邪，初期正在清解阶段，亦当忌食生冷，一旦热邪不去，留壮热，继而口渴、烦躁、大便秘结，此时反需水果相助，可频服梨汁、橘汁、西瓜、粳米汤、绿豆汤等，切忌过食生冷、油腻之品。感冒期间，避免进食或忌多食鸭肉、猪肉、羊肉、狗肉、甲鱼、蚌、醋、柿等食品。

1. 科学使用空调

随着社会的发展，经济、物质生活的改善，人们的生活水平在不断地提高，空调走进了千家万户，使夏天变得不那么热了。可人们忽略了温差所带来的烦恼，由于室内外温差大、室内通风不好，常常易患感冒引起发热，如果不及时就诊，可引起肺炎等较严重的并发症。

2. "吃"的学问

医学研究表明，感冒与饮食关系密切，一切感冒是由于脂肪食物、肉类、乳制品、黄酒等引起，原因是这类食物可降低体内免疫细胞抗病毒的能力，引起感冒；过多的食用高盐食物，可导致唾液的分泌减少，引起上呼吸道的感染；食用过多的高糖食物，可以消耗体内的水分和维生素，常引起口干舌燥，使免疫功能低下，导致感冒；吸烟饮酒，会导致呼吸道的防御机能下降，易感染呼吸道疾病。

3. 劳逸结合

生命在于运动，如果整天待在家中陪着电视机度日，或者过分繁忙，长时间持续工作，过度疲劳都会造成人体的免疫功能减低，导致感冒的发生。

4. 养成卫生习惯

医学研究显示，通过手的触摸最容易感染病毒。据报道，健康人同感冒患者共同生活三天，由于他们有良好的卫生习惯，结果没有感染上感冒。因为感冒患者喷出来的飞沫中，仅有 8% 是带有感冒病毒的。感冒病毒普遍存在于患者鼻腔的鼻分泌物中，鼻腔的温度和湿度适合病毒的生长繁殖，并且都是从里向外地传播。感冒病毒能在手帕上存活 1 小时，在手上存活 10 小时，患者手感染上病毒，手把病毒带到所接触的地方——手帕、毛巾、门把手、电话机、桌椅等，健康人接触到这些地方，再接触到自己的眼睛、鼻子就会感染上病毒，引发感冒。

5. 保持良好心态

情绪和免疫力是一对孪生兄弟，经常发愁的人可以引起免疫功能的低下，机体杀伤、吞噬病原微生物的能力削弱，给无孔不入的呼吸道病毒以"可乘之机"。据报道，经常发愁的人感染呼吸道病毒是心态好的 3~5 倍，心理压力大及性格内向的人对感冒病毒的抵抗力明显减弱。

第十三节　流感疫苗这么多，怎么打才好

流感疫苗分为全病毒灭活疫苗、裂解疫苗和亚单位疫苗，国产和进口产品均有销售。每种疫苗均含有甲 1 亚型、甲 3 亚型和乙型 3 种流感灭活病毒或抗原组分。这三种疫苗的免疫原性和不良反应相差不大。

流感疫苗接种对象：6~35 个月的婴幼儿；60 岁以上的老年人；慢性病患者及体弱多病者；医疗卫生机构工作人员，特别是一线工作人员；小学生和幼儿园儿童；养老院、老年人护理机构、托幼机构工作人员；服务行业从业人员，

特别是出租车司机、民航、铁路、公交司乘人员，商业及旅游服务从业人员等；经常出差、出国人员；重要工作岗位人群等。

禁止接种人群：

（1）对鸡蛋或疫苗中其他成分（如新霉素等）过敏者；

（2）格林巴利综合征患者；

（3）孕妇；

（4）急性发热性疾病患者；

（5）慢性病发作期；

（6）严重过敏体质者；

（7）医生认为不适合接种的人员。

接种时间：

大部分流感出现在 11 月到次年 2 月，但某些流感会延伸到春季，甚至夏季。在流感流行高峰前 1~2 个月接种流感疫苗，能更有效地发挥保护作用。

接种流感疫苗的最佳时机是在每年的流感季节开始前。在我国，特别是北方地区，冬、春季是每年的流感流行季节，因此，9、10 月份是最佳接种时机。当然，在流感开始以后接种也有预防效果。

第十四节　你需要打肺炎疫苗吗？

肺炎疫苗接种对象：适用于 2 岁以上的下列人群接种。

1. 选择性接种

（1）50 岁及超过 50 岁以上者。

（2）患有可增加肺炎球菌感染性疾病危险的慢性疾病者，如心血管疾病、肺部疾患、肝及肾脏功能受损者。

（3）免疫缺陷患者，如脾切除者或是由镰状细胞性疾病及其他原因引起的脾功能障碍者。

（4）患有其他慢性疾病而可能感染肺炎球菌的高危人群及既往有糖尿病、慢性脑脊髓液渗漏、免疫抑制等，可因此引起更严重的肺炎球菌病患者，或是反复发作的上呼吸道疾病，包括中耳炎、副鼻窦炎等。

（5）何金氏病患者。

2. 接种时间

肺炎疫苗可以在全年任何时间接种，也可以与流感疫苗同时接种。接种疫苗后的抗体水平至少可以保持 5 年。一般而言，肺炎疫苗只须接种一次，但身体虚弱者，在首次接种5 年后需要二次补种。

3. 禁忌人群

对疫苗中任何成分过敏者，正在进行疫苗抑制治疗的患者，具有严重心脏病或肺功能障碍的患者，妊娠期和哺乳期的妇女。

第十五节　中医教你防感冒

　　感冒在中医学中属于"时疫""风温""时行感冒"范畴，认为是由温热病邪通过口鼻侵袭人体而发病。主要临床表现有：恶寒发热、头痛身重、咳嗽、咽痛、鼻塞流涕等。中医认为时行感冒不同于普通感冒，是由时邪病毒而引起的一种外感热病，无季节性和地域性，具有一定的传染性、流行性。

　　中医对时行感冒的认识是一个逐步深化和不断完善的过程。从温病学家吴又可的"邪从口鼻而入"，到叶天士的"温邪上受首先犯肺"，再有薛生白的"邪由上受，直趋中道"等，都明确提出了外邪可从口鼻直接侵犯内脏，如肺、脾胃等，引发一系列呼吸系统症状或消化系统症状。目前流感主要表现为发热、头痛和全身不适，体温可达39~40 ℃，有畏寒，多伴全身肌肉关节酸痛、乏力等全身症状，常有咳嗽，痰黏、咯痰不爽，口渴喜饮，咽痛，目赤等外感风热症状。

　　对于本病的病因病机，现代医家多认为是机体正气不足、腠理不固，风邪疫毒乘虚而入，加之七情内伤、饮食不节或气候骤变而致邪袭卫表，郁里化热，壅塞肺卫而致。

一、基础预防

1. 注重体质

预防要注重体质，而非散邪。如《医门棒喝·六气阴阳论》云："邪之阴阳，随人身之阴阳而变也。"流行性感冒病毒作为外邪是发病的重要条件，属于外因；体质是流行性感冒发病的内因，决定着发病倾向和疾病转归，体质因素可影响病机，病情可随体质的不同而变化，即"从化"。如适量运动，少量发汗给邪以出路，增强机体免疫功能。

2. 饮食有节，膳食均衡

在流感爆发季节，膳食均衡并增加富含应对流感活性成分的保健膳食是非药物预防的重要措施之一，多食用提高免疫力或抗流感作用的补充食谱对预防流感有益。对于已患风寒感冒者宜多吃发汗、散寒食品，如辣椒、大蒜、豆腐、鲜生姜加红糖水等以祛除寒气；风热感冒者宜多吃有助于散热、清热的食品，如绿豆、萝卜、白菜根、薄荷、茶叶、阳桃等。适量的生吃一些梨，或用鲜梨汁与大米煮粥趁热食用；表里两感型感冒者可多饮酸性果汁，如山楂汁、猕猴桃汁、红枣汁、鲜橙汁、西瓜汁等促进胃液分泌。中医在饮食调节预防方法中，主要建议以清淡忌寒凉生冷油腻的食物为主，保证脾胃的运化功能正常。

发病内因与消化系统密切相关。根据中医理论，过食辛辣、油炸、灸烤等高热量食物，容易造成胃肠积热，胃肠之热可上蒸于肺，引起呼吸疾病的易感。因此要减少煎、烤、灸、煿等高热量食物的摄入，同时也要保护脾胃，避免饮食冰凉、生冷、油腻等食物。要膳食均衡，保持营养充足，建议食物多样化，每天膳食应包含粮食类、动物类、蔬菜类、豆制品等，合理添加水果、牛奶等。

3. 坚持通风，定期消毒

每天室内通风换气不少于 2 次，每次不少于 30 分钟。定期消毒杀菌，可以采用艾条熏蒸、熏香、熏醋等方法。

附：辟秽解毒香囊：艾叶 9 g、丁香 6 g、白芷 9 g、薄荷 6 g、石菖蒲 9 g、郁金 9 g，研粗末，装入小布袋，随身佩戴或置于室内。

4. 保持距离，做好防护

外出戴口罩，减少到人群密集场所活动。咳嗽、打喷嚏时，用纸巾或手肘挡住口鼻，身边有发热、咳嗽的人时注意保持距离，避免近距离接触有发热、咳嗽的患者。保持良好的个人卫生习惯，勤洗手。洗手的时候要注意采取七步洗手法，彻底洗干净手掌、手背、指缝、指尖、拇指和暴露在外的手腕与前臂。

5. 劳逸结合，适当锻炼

避免过度劳累，不熬夜，保证睡眠，要做一些强身健体的运动，如五禽戏、太极拳、八段锦、瑜伽、跑步等。运动有利于保持心情舒畅，情绪稳定，适当地出汗可以透散体内郁热，有利于预防外感热病。

6. 起居有常

作息要有规律，多动早睡；尽量不熬夜，防伤津耗液，加重郁热。另外，冬季阴气极盛，寒风凛冽，则应早卧晚起，保证充足的睡眠时间，以利于阳气潜藏，阴精积蓄。慎起居，人的五脏六腑、气血津液、四肢百骸、五官九窍才能充盛，疾病才能利于恢复。

二、附食疗方

（1）姜丝葱白大枣红糖水

组成及服法：姜丝、葱白、大枣、红糖适量，煮水代茶饮。

功效：方中姜丝、葱白，辛温之品，具有祛风散寒之效；大枣、红糖，甘温之品，具有益气养血之效。全方辛甘化阳，具有补益阳气、祛风散寒之效。

（2）山药薏米粥

组成及服法：山药、薏米适量，煮粥。

功效：方中山药味甘温，具有补脾、养胃、益肺之效；薏苡仁味甘淡，具有利水渗湿，健脾止泻之效。全方具有健脾、益气、祛湿之效。

（3）萝卜冰糖饮

组成及服法：白萝卜 100 g、冰糖 15 g，煮水代茶饮。

功效：萝卜性凉，味辛甘，能消积滞、化痰热、下气宽中。全方具有行气消积化痰之效。

三、体质预防

结合冬季外感热病的易感人群和基础性疾病，增加痰湿证、阴虚证、气虚证人群预防建议，其他证型人群参考基础预防方案。

1. 痰湿证

证态特点：此类人群以体形肥胖，腹部肥满松软为主要特征。平时常见面部皮肤油脂较多，多汗且黏，胸闷，痰多，口黏腻或甜，喜食肥甘甜腻，舌苔腻等表现。

调护建议：饮食以清淡为原则，少食甜、黏、油腻等食物，如肥肉、油饼、粽子、元宵等，适当进行户外活动。

预防方药：预防方酌加藿香、厚朴、砂仁、薏苡仁、陈皮等药物，以增强化痰去湿之效。

2. 气虚证

证态特点：此类人群以肌肉松软不实为主要特征。平时常见语音低弱，气短懒言，容易疲乏，精神不振，易出汗，舌淡胖等表现。

常见疾病：反复感冒、慢性支气管炎、肺气肿等。

调护建议：劳逸结合，不宜做大量消耗体力的劳动及剧烈的运动，应以柔缓运动为主，如散步、太极拳、八段锦等。可适当食用小米、山药、白扁豆、大枣、蜂蜜等。

预防方药：预防方酌加党参、白术、山药等，以增强益气之效。

3.阴虚证

证态特点：此类人群以体型偏瘦为主要特征。平时常见手足心热，口燥咽干，鼻干，喜冷饮，大便干燥，舌瘦红少苔等表现。

常见疾病：慢性支气管炎、更年期综合征、失眠、糖尿病等。

调护建议：避免熬夜、剧烈运动和在高温下工作。锻炼时要控制出汗量，及时补充水分。平素多吃甘凉滋润的食物，比如鸭肉、绿豆、芝麻、百合等，少食羊肉、韭菜、辣椒、葱、蒜等性温燥烈的食物。

预防方药：预防方酌加北沙参、麦冬、石斛、玉竹、生地黄、玄参等药物，以增强养阴清热之效。

第十六节　如何防止小儿肺炎喘嗽?

肺炎喘嗽为中医病名，是小儿时期常见的肺系疾病之一，以发热、咳嗽痰壅、气急、鼻煽为主要症状，重者涕泪俱闭、面色苍白发绀，又称为小儿肺炎。多因感受风邪，肺脏娇嫩，卫外不固所致。治疗以宣肺平喘，清热化痰为基本原则。本病全年皆有，冬春两季为多，好发于婴幼儿，一般发病较急若能早期及时治疗，预后良好。本病包括西医学所称支气管肺炎、间质性肺炎、大叶性肺炎等。

引起肺炎喘嗽的病因主要有外因和内因两大类。外因主要是感受风邪，小儿寒温失调，风邪外袭而为病，风邪多夹热或夹寒为患，其中以风热为多见。小儿肺脏娇嫩，卫外不固，如先天禀赋不足，或后天喂养失宜，久病不愈，病后失调，则致正气虚弱，卫外不固，腠理不密，而易为外邪所中。

肺炎喘嗽的病变主要在肺。肺为娇脏，性喜清肃，外合皮毛，开窍于鼻。感受风邪，首先侵犯肺卫，致肺气郁闭，清肃之令不行，而出现发热、咳嗽、痰壅、气促、鼻煽等症。痰热是其病理产物，常见痰热胶结，阻塞肺络，亦有痰湿阻肺者，肺闭可加重痰阻，痰阻又进一步加重肺闭，形成宣肃不行，症情加重。

一、症状

（1）发病较急，轻证仅有发热咳嗽，喉间痰鸣，重证则呼吸急促，鼻翼翕动。

（2）病情严重时，痰壅气逆，喘促不安，烦躁不宁，面色苍白，唇口青紫发绀。

（3）初生儿患本病时，常见纳差、神萎、口吐白沫，可无上述典型证候。

（4）肺部听诊可闻细湿啰音，如病灶融合，可闻及管状呼吸音。

二、预防

（1）搞好卫生，保持室内空气新鲜，冬春季节少带易感儿去公共场所。

（2）气候寒暖不调时，随时增减衣服，防止感冒。

（3）加强体育锻炼，增强体质。

（4）饮食宜清淡富有营养，多饮温开水。

（5）保持安静，居室空气新鲜。

第五章

肺的四季养生

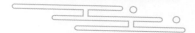

第一节　四季与养生

循天时之变，一年四季，自然规律表现为春温、夏热、秋凉、冬寒的气候变化，春生、夏长、秋收、冬藏的发展规律。从中医学传统的理论来看，季节不同，对人体各方面的影响也明显不同。四季养生强调人必须遵循天时变化，调养精神、饮食与起居，来适应四时的变化，达到保养精神和元气、避免病邪侵害、健康长寿的目的。

《黄帝内经》明确提出"五脏应四时，各有收应"，具体来说就是"心者，生之本……为阳中之太阳，通于夏气；肺者，气之本……为阳中之太阴，通于秋气；肾者……为阴中之少阴，通于冬气；肝者，罢极之本……为阳中之少阳，通于春气"。这段话的意思就是五脏各有对应的季节，肝对应春天，心对应夏天，肺对应秋天，肾对应冬天。所以，根据季节的不同，每一个脏器的养生调理侧重点也应该有所不同。

四季养生之春生。春生，早睡早起精神好，春应肝而养生。《黄帝内经》说："东方生风，风生木，木生酸，酸生肝。"既然肝脏对应的是春天，春天养生自然应该以养肝为主。春季万物萌生，欣欣向荣，是阳气初生且逐渐转旺的时节。在五行上春季属于"木"，此季多风。春季人体阳气渐趋于表，皮肤舒展，人体循环系统功能加强，皮肤末梢血液供应增多，汗腺分泌增加，各器官负担加重，对中枢神经系统产生一种镇定催眠的作用，从而使人倦懒嗜睡，这就是民间说的"春困"。但是睡觉不利于阳气升发，因此，应当控制睡眠时间，早睡早起，到户外活动锻炼，使春困消除。春季里要保持心情愉快、舒畅，胸怀开朗，要热爱大自然，使自己的情志与春季万物生发之气相和谐，这样人体的肝气就会调和畅达，使周身气血和畅、五脏和平。饮食上有慢性病的人要忌食易发病食物，如笋。笋性寒、滑利耗气。人有痼疾，其气多虚，食笋后更虚，易引发咳嗽、哮喘、咯血等病复发。可多食些柔肝养肺的食品，如荠菜，益肝和中；菠菜，利五脏通血脉；山药，健脾补肺；淡菜，滋肾养肝；银耳，润肺生津、养阴柔肝；燕麦，益肝和脾，能补虚损、止虚汗、降血脂。还可喝一些菊花桑椹茶，此茶有疏风清热、平肝柔肝、养血益肾润肺作用。

四季养生之夏长。夏长，晚睡早起多运动，夏应心而养长。《黄帝内经》说："南方生热，热生火，火生苦，苦生心。"心对应的是夏天，夏天养生自然应该以养心为主。夏季万物繁茂秀美，阳气旺盛，是生育万物、长养万物的季节。在五行上夏季属"火"，因此，气候炎热，阳气旺盛，人体消耗增大。人们往往精神不振，注意力难以集中。年老体弱者更觉得无精打采，懒散贪睡。所以夏季要注意夜晚入睡，早早起床，避开午间的炎热，还可选择用午睡，使身体得到缓冲。在情志上要保持精神愉快，澄和心神，切忌发怒，以使人体气机通畅。可适当做一些户外运动，同时也要避免烈日下暴晒，以防大汗淋漓而中暑。夏天应该让身体经常出汗才有助于阳气向外升发。现在，很多人夏天唯恐空调温度开得高，在单位开、家里开、汽车里还开，这是违背自然规律的，不利于气血向外走，久而久之就容易生病。饮食上要以清淡为主，多喝水，多食蔬菜、水果、杂粮，少食油腻和甜食，忌食动物心脏。因为出汗多，盐分损失也较多，要注意补充盐分。中医认为夏季宜多食酸味以固表，多食咸味以补心。年老体弱者应多吃消暑益气、生津、易消化的食物，慎食生冷。因为夏季外热则内寒，外实则内虚，过食生冷就容易闹肚子。所以，年老体弱者夏季应适当吃些紫菜汤，不仅能消暑热、补身体，对动脉硬化、高血压也有很好的治疗作用；莲子粥，有滋阴养神、清热解暑之功效，还能治疗燥热失眠；用茯苓、糯米制成的阳春白雪糕是肠胃虚弱之人最好的补品；绿豆粥有清热解毒利水消肿之功效。

四季之养生之秋收。秋收，早睡早起敛神气，秋应肺而养收。《黄帝内经》说："西方生燥，燥生金，金生辛，辛生肺"，肺对应的是秋天，秋天养生自然应该以养肺为主。秋季，西风飒飒，燥气当令，自然景象因万物成熟而平定收敛，是阳气渐退，阴气渐长，万物收获的季节。起居作息应做相应调整，早睡顺应阳气之收，早起使肺气得以舒展，以防收之太过。长时间睡眠，脑血管中血流速度越来越慢，容易形成血栓，适当早起可以预防脑血栓之类的疾病。心情要保持安宁，收敛神气，而不是神思外驰。只有这样才能适应秋季的气候特点，才能保持肺气的清肃，保持正常的生理功能。秋天要注意保护肺，不宜过于悲伤，过悲伤肺。《黄帝内经》在谈到秋季养生时明确指出要"养阴"。中医所说的"阴"是指人体的津液、血液、阴精等，这些都是营养人体的最基本物质。因为秋季人的气血开始由外向里收，外边气血相对不足，就容易发生"秋燥"。主要表现为口干、唇干、鼻干、咽干，大便干结，皮肤干燥甚至皲裂等。秋燥可损伤人体阴液，造成津液不足。因此秋天须注意养阴。可以多吃一些能防燥护阴的食品，如芝麻、蜂蜜、乳品、甘蔗、梨等。秋天要避免过度运动，因为剧烈运动会造成大汗淋漓，致津气耗散。此外，亦不要过劳。因为秋季人的精气内收，劳累过度也会损伤精气。

四季养生之冬藏。冬藏，早睡晚起保阳气，冬应肾而养藏。《黄帝内经》说："北方生寒，寒生水，水生咸，咸生肾。"肾脏对应的是冬天，冬天养生自然应该以养肾为主。冬日北风凛冽，天寒地冻，草木凋零，昆虫蛰藏，生机潜伏，阳气内藏，是万物蛰藏的时令。人体阳气自然也潜藏于内，阴精充盛，正是人体养藏的最好时机。所以冬季要顺应冬季昼短夜长的规律，保证充足的睡眠时间，以利于阳气潜藏，阴精积蓄。待日出而作，以避寒就暖，使人体阴平阳秘。在一年四季当中，冬季就相当于一天中的夜晚，应该多休息。

总之，人体必须顺应自然四季变化的规律，保持机体与自然的平衡，才有利于身体的各种生理需要，进而减少疾病的发生，顺利安康地度过一年四季。

第二节　五脏之肺养生

自古逢秋悲寂寥，五脏之肺对应四季之秋，在志为悲。所以悲秋并非文人墨客的感时伤怀，而是人体五脏之肺与天地自然变化的相关性，故曰秋天宜养肺，与四季相呼应，一日之中的寅时便是养肺的最好时刻。

肺与大肠相表里，腑气得降，肺气以通，养成良好的排便习惯，时刻保持大便通畅，有利于肺气的宣发。

肺在志为悲，悲伤肺，应保持情志舒畅。

肺对应五行中的金，与六腑中的大肠相关，与四时中的秋相通，与五官中的鼻相联系。肺主气、行水，朝百脉，主治节。

1. 肺主气

"诸气者，皆属于肺。"肺在人体的呼吸系统中占据着重要的角色，其是呼吸系统的主要器官，是气体交换的重要场所。在五脏中，肺有调节、主持全身各脏腑之气的作用。肺主气则包括主呼吸之气和主一身之气两个方面。

2. 肺主行水

将肺称作"通调水道"，即肺主行水，常与脾相协作。

脾具有运化水湿的功能，在运化水湿的过程中，一个关键角色就是肺，肺通过自身的宣发和肃降来疏通和调节体内水液的输布、运行和排泄。

3. 肺朝百脉

《难经·一难》说："人一呼脉行三寸，一吸脉行三寸"，即肺与百脉关系密切。肺朝百脉，这里所说的百脉主要是指人体全身的血脉，百脉均汇总流经于肺，并通过肺的呼吸进行体内外清浊之气的交换，然后再通过肺气宣降作用，将富有清气的血液通过百脉输送到全身。

4. 肺主治节

"肺者，相傅之官，治节出焉。"肺主治节，是指肺气具有治理调节肺之呼吸及全身之气、血、水的作用，其与心脏的相互合作，从而使得全身气、血、津液及脏腑的生理功能得以治理和调节。肺主治节是对肺的生理功能的高度概括，共包括四个方面：治理和调节呼吸运动；治理和调节血液的运行；治理和调节津液代谢；治理和调节全身气机。

第三节　顺时养生保健

夫四时阴阳者，万物之根本也。所以圣人春夏养阳，秋冬养阴，以从其根，故与万物沉浮于生长之门。《素问·四气调神大论》

春三月，此为发陈。天地俱生，万物以荣，夜卧早

起，广步于庭，被发缓形，以使志生；生而勿杀，予而勿夺，赏而勿罚，此春气之应，养生之道。《素问·四气调神大论》

夏三月，此谓蕃秀。天地气交，万物华实；夜卧早起，无厌于日；使志无怒，使华英成秀，使气得泄，若所爱在外，此夏气之应，养长之道也。《素问·四气调神大论》

秋三月，此谓容平，天气以急，地气以明；早卧早起，与鸡俱兴；使志安宁，以缓秋刑；收敛神气，使秋气平；无外其志，使肺气清，此秋气之应，养收之道也。《素问·四气调神大论》

冬三月，此谓闭藏。水冰地坼，无扰乎阳；早卧晚起，必待日光；使志若伏若匿，若有私意，若已有得；去寒就温，无泄皮肤，使气亟夺，此冬气之应，养藏之道也。《素问·四气调神大论》

春夏秋冬四时的阴阳变化，是万物生长收藏变化的根本。人体养生需要顺应四时阴阳升降变化，在春夏季节保养阳气，秋冬季节保养阴气。

春天三个月，是万物推陈出新的季节，自然界生气在发动，万物因之欣欣向荣，此时人们应该入夜即卧，早睡早起，到庭院中缓缓散步，披散头发，舒缓形体，并保持万物的生机，不要动杀伐，要多施予，不要行剥夺，多奖赏，不惩罚，这是顺应春季的时令，保养生发之气的方法。

夏天三个月，是万物茂盛秀美的季节，此时天地的阴阳之气相交，植物都开花结果，这时人们应该晚睡早起，不要厌恶夏天白昼时间长，要使情志舒畅而不发怒，使精神饱满而容色秀丽，使人体的阳气能够向外宣通。

秋天三个月，是万物形态成熟平定的季节，此时自然界阳气已经达到极度，阴气开始萌动，这时人们应该早睡早起，同鸡一样，天刚刚亮就起床，要使神志安定宁静，以使得秋天的肃杀之气得到缓和，要收敛神气，使之与秋收的气象相适应，不要使神态外驰，要使肺气保持清肃，这是顺应秋天的气象，调养秋收的气象相适应。

冬天三个月，是万物潜藏的季节，此时水结冰，地冻裂，阳气固密，不宜烦扰，这时人们应该早睡晚起，一定要等到日光的照耀，要使人的意志如伏似藏不外露，并应避寒冷，取温暖，不要使皮肤腠理过度开合而出汗，以免使阳气夺失，这是顺应冬季的气象，调养闭藏之气的方法。

第四节　秋冬如何养肺护肺

一、秋季养肺护肺

秋令燥邪经过口鼻入肺，很容易引起咳嗽或干咳无痰、口干舌燥、鼻出血等症状。肺是人体最"娇嫩"的器官，秋燥最易伤肺，因此秋季养生，养肺护肺是关键。

（一）饮食滋阴

秋燥最易伤肺阴，通过食疗达到生津润肺及补益肺气的作用，应多吃具有养肺功效的食物，如冬瓜、萝卜、芝麻、蜂蜜、核桃、莲藕、豆浆等，秋季大量新鲜水果上市，可根据自身情况选吃梨、柑橘、葡萄、石榴、柿子、大枣等具有润燥生津之效的水果。少吃刺激及生冷寒凉之品。尤其有呼吸道感染，忌吃辣椒、芥末、葱姜等刺激食物，否则不利于炎症的恢复。平时要养成喝水的习惯，每天应饮水 2000 毫升保证肺和呼吸道的润滑。

（二）起居有度

秋季自然界的阳气由疏泄趋向收敛，作息时间应早睡早起。早睡，以顺应阴精的收藏，以"养收"；早起，以顺应阳气的舒长，使肺气得以舒展。秋季昼夜温差大，应根据天气温度变化，随时增减衣被，尤其是年老体弱者不要盲目追求"春捂秋冻"、盲目抗寒，以免受凉引发疾病。居室环境要通风，定期晾晒被褥，对灰尘较多的地方进行净化。减少对呼吸道的刺激，在大风、雾霾天等空气脏的情况下，尽量少出门，雾霾中的氢化物、硫化物、沙尘等对呼吸道极为有害，即使出门也应戴口罩（图 5-1）。

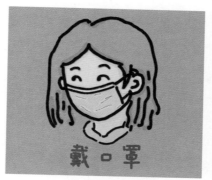

图 5-1 戴口罩

提倡戒烟，因为吸烟对肺损害很大，会破坏呼吸道上皮的纤毛，这些纤毛是呼吸道的"清道夫"，一旦被破坏，保护作用会差很多。

（三）情志安宁

秋天养生，精神情志以养收、安宁为原则。面对秋季草枯叶降、花木凋零的景象，人常悲秋，容易抑郁。肺在志为悲（忧），因此要防悲忧伤肺。在自我情绪调理时，应养成不以物喜、不以己悲、宽容豁达、淡泊宁静的性格，收神敛气，保持内心宁静，可减小秋季萧条景象对精神的影响。适当增加阳光照射，在光线充足的条件下可以调动人的情绪，增强兴奋性，减轻或消除抑郁情绪。还可培养健康的兴趣爱好，如下棋、养花、钓鱼等可以转移注意力，同时能达到陶冶情操的目的。

（四）运动锻炼健肺

强健肺部的最佳方法是适当的体育锻炼。可根据个体差异，选择合适的锻炼方法，如慢跑、打太极拳、练气功、八段锦、五禽戏等。一天中养肺的最佳时间是早上7点到9点，此时进行有氧运动，能强健肺功能。还可以做益肺保健操，比如呼吸操、扩胸运动能增加肺容量，尤其有利于慢阻肺和肺气肿患者病情的恢复。

二、冬季养肺护肺

冬季咳嗽、咳痰、胸闷、气短的患者增多，原本有呼吸系统宿疾的患者也会出现症状加重或复发的情况。中医认为肺为娇脏喜润恶燥，中医养生学认为"春养肝，夏养心，秋养肺，冬养肾"，冬季气温低，空气干燥，燥邪加上冷空气刺激，极易导致肺部疾病发生，因此冬季养肺护肺十分重要。针对秋冬季气候特点，总结了以下五个方式帮助大家养肺护肺顺利过冬。

（一）防寒保暖

冬季要注意保暖，随外界气温的变化及时增加衣服，勿使寒气侵入体内。特别要注意背部及足部的保暖。因为背为"阳脉之海"，是督脉循行之主干，总督人体阳气。如果背部保暖不好，风寒之邪通过背部经脉而侵入人体，损伤阳气，容易引起旧病复发或病情加重。俗语说"寒从脚下起"。脚远离心脏，血液供应不足，加上足部皮下脂肪层薄，保温性能差。脚一旦受凉，容易感冒或使哮喘、气管炎等旧病复发。因此，冬天要保持鞋袜温暖干燥，经常洗晒，临睡前用温热水泡脚。大风、雾霾天尽量少出门，必须外出要戴好口罩，做好保暖措施。

（二）合理饮食

冬季食疗对养肺也至关重要。冬季万物敛藏，须护藏阴精，使精气内聚，以润养五脏。避免食用辛辣刺激性食物，戒烟限酒。食物的选择以低脂肪、高蛋白、富含维生素的饮食为主，如瘦肉、家禽、鱼、奶、豆制品及蔬菜水果等。少食多餐、荤素搭配，可以提高营养的吸收率。冬季天气干燥，除了多喝水以外，可多吃滋阴润燥、养肺生津的食物，如银耳、百合、莲子、梨、蜂蜜等。

多吃含维生素A及含胡萝卜素丰富的食物能够防止呼吸道反复感染，如鸡蛋、鱼类、胡萝卜、绿叶菜等。

（三）适当锻炼

通过适当锻炼，可增加自身的免疫力，提高身体的耐寒能力。晨起用冷水洗脸，能够增强鼻黏膜对冷空气的适应能力；每天进行半小时的有氧运动，可以增强抵御感冒的能力；勤做深呼吸、扩胸运动等，以增加肺活量，增强身体素质。

冬季锻炼要注意几点：清晨雾气浓，空气质量差，此时外出锻炼容易遭受寒气、浊气的侵袭。所以不建议太早进行晨练，冬天外出锻炼时间以上午10点到下午4点为宜，雾霾天、雨雪天适宜居家活动。不要运动过量而出现"汗流浃背"的情况，以免损伤肺气，同时也避免因出汗后肌肤腠理打开而造成寒邪入侵，最适合的运动还是散步、打太极拳、做操、骑自行车等。

（四）起居规律

作息起居要有规律，晚上要睡足七八个小时。《黄帝内经》中有记载："冬三月，早卧晚起，必待日光，此冬气之应，养藏之道也。"冬令宜适当早睡晚起，养阴藏神，使翌日精力充沛。当然，这里的"晚起"并不是主张睡懒觉，而是让人们不要在天还没亮的时候就起床。睡眠时间过长和睡眠不足，都会导致人的精神、身体疲劳，致使代谢功能下降而危害心身健康。

另外，要保持室内空气流通。冬季天寒，人们为了保暖开窗较少，导致室内空气不流通，增加了各种病毒和细菌的传播概率，也使得呼吸系统疾病的发病率明显增加。所以在冬季也要经常开窗通风，保持室内空气清新，预防肺部疾病的发生。

（五）敷贴按摩

中医理论认为冬季天气寒冷，若人体肌肤腠理不固，卫外机能不全，则很容易患呼吸道疾病。人与自然是一个相互统一的整体，防治疾病顺应天气和时节变化，将起到事半功倍的效果。依据中医天人相应的理论，在冬天尤其是"三九天"采用白芥子、延胡索、甘遂、细辛等中药研末，调成药膏，贴于天突、膻中、肺俞等特定穴位上，能起到止咳平喘、祛除寒邪、扶助正气功效。在三九时节进行穴位贴敷，对夏天三伏贴的疗效也可起到加强和巩固的作用。

按摩大杼穴、风门穴、肺俞穴，也可以预防和缓解呼吸道系统疾病。大杼穴、风门穴、肺俞穴，分别位于脊柱两旁第一胸椎、第二胸椎和第三胸椎旁开 1.5 寸，左右两边各一个。由于这三对穴位在后背上，操作时需要别人帮助，受拭者坐着或趴着均可，每天一次，每次时间以 15~20 分钟为宜。按压时，力度适中，以局部酸胀发红为度。

一旦出现发热、咳嗽、呼吸困难、气短等呼吸道症状时，应及时就医，以免延误诊断和治疗。有慢性基础病的人群要注意天气变化对自身的影响，身体一旦出现不适，应迅速到医院就诊。

参考文献

［1］熊继伯.熊继伯讲《内经》［M］.长沙：湖南科学技术出版社，2020.

［2］邓铁涛.中医诊断学［M］.上海：上海科学技术出版社，2007.

［3］印会河.中医基础理论［M］.上海：上海科学技术出版社，2007.

［4］何平.季节性咳嗽的辨治体会［J］.中医临床研究，2012，4（16）：84-85.

［5］颜延凤.以痰识咳辨疾病［J］.家庭医学，2020（10）：6-9.

［6］耿涛，薛军，胡大一，等.急诊胸痛的病因学调查与分析［J］.中国心血管病研究，2021，19（2）：117-121.

［7］程云涛.呼吸系统疾病所致胸痛［J］.中国实用乡村医生杂志，2013（9）：11-12.

［8］宫小薇，袁雅冬.气短的评估及初步处理［J］.临床荟萃，2017，32（5）：449.

［9］冯今虹，程宏斌，唐可，等."阴虚则盗汗"新论［J］.中国中医基础医学杂志，2020，26（1）：108-109.

［10］雷镇瑜，喻秀兰.喻秀兰教授辨治盗汗经验［J］.饮食保健，2019，6（25）：97.

［11］彭启辉，尹小川.大咯血的诊断和治疗研究进展［J］.山东医药，2021，61（21）：111-114.

［12］张艳宏.穴位贴敷疗法的理论基础及目前应用现状［J］.甘肃中医，2007，（2）：1-3.

［13］余燕燕，张舒雁.耳尖放血疗法文献分析［J］.黑龙江中医药，2013，43（5）：56-57.

［14］蓝竹梅，鲍利利，杨佃会.耳尖放血临床应用概况［J］.湖北中医杂志，2010，32（6）：80.

［15］冒金锋，张建斌，张双双，等．王欣君历版《针灸学》教材中毫针行针法的演变［J］．针刺研究，2018，43（6）：394-396，封3.

［16］付艳涛，王春花，陈亚芬．毫针刺法的护理［J］．中国医药导报，2010（2）：150.

［17］黎灵．中医护理技术之穴位注射的临床应用概述［J］．中国医学创新，2013，10（2）：3.

［18］王毅，保姗．自血经络穴位注射疗法临床应用概况［J］．新中医，2014，46（1）：3.

［19］王燕，刘艳艳，崔建美，等．自血穴位注射疗法临床应用概况［J］．江苏中医药，2005，26（12）：71-33.

［20］王晓彤，王欣欣，李妍，等．中医康复技术操作规范·督灸［J］．康复学报，2020，30（4）：266-268.

［21］李建生．尘肺病中医辨证治疗概要［J］．中医学报，2019，34（11）：2261-2264.

［22］张晓菊，白莉，金发光，等．肺结节诊治中国专家共识（2018年版）［J］．中华结核和呼吸杂志，2018，41（10）：763-771.

［23］胡成平，潘频华．慢性阻塞性肺疾病居家管理必读手册［M］．1版．长沙：湖南科学技术出版社，2019.

［24］中华人民共和国国家卫生健康委员会．新型冠状病毒肺炎诊疗方案（试行第八版修订版）［J］．中华临床感染病杂志，2021，14（2）：81-88.